PMS – ICH LIEBE DICH!

Entspannt umgehen mit
den „Tagen vor den Tagen“

EIN RATGEBER FÜR FRAUEN UND MÄNNER!

Anne Durmaz · Charlotte Münch

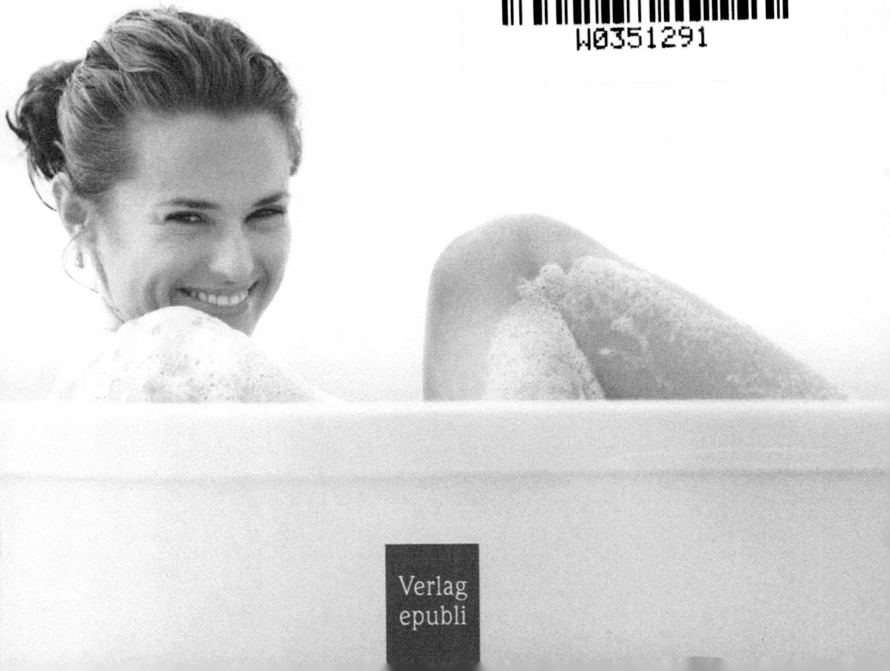

Verlag
epubli

1. Auflage 2018, 100 Stück
Eigenverlag, Potsdam
1. Veröffentlichung April 2018
Herausgeber Anne Durmaz & Charlotte Münch
Satz: Grit May Wolff, www.kittyfix.de
Herstellung: epubli.de/Neopubli GmbH, Prinzessinnenstraße 20, 10969 Berlin
Umschlaggestaltung: Grit May Wolff unter Verwendung eines Fotos von shutterstock/Fotograf Aliance
Illustrationen: Frederike Weißmann, www.frederike-weissmann.de
Schriften: Weidemann, Sunday
Weitere Informationen unter: www.perspektivenwechsel.coach

Impressum

INHALT

BEGRÜßUNG

Einen wunderschönen guten Tag, liebe Leserin!
Wir freuen uns sehr über dein Interesse an unserem kleinen Ratgeber rund um PMS, das prämenstruelle Syndrom bzw. PMDS, die prämenstruelle dysphorische Störung. Bist auch du davon betroffen, deine Schwester, Tochter, Freundin, Kollegin, Nachbarin, Briefträgerin? Oder weißt du etwa noch gar nicht, dass du nicht die einzige Frau bist, die sich zu gewissen Zeiten am liebsten einfach wegbeamen würde oder sich von Frau Dr. Jekyll zu Mrs. Hyde wandelt? Mit diesem Büchlein erhältst du etliche Infos, vielfältige Unterstützung und konkrete Tipps, um in diesen schwierigen „Tagen vor den Tagen" selbst-gerechte Erleichterung zu finden – und vielleicht sogar die eine oder andere wertvolle Erkenntnis!

Einen wunderschönen guten Tag, lieber Leser (jawohl: Leser)!
Ach Mann… Es ist mal wieder so weit: Wie jeden Monat hockt deine Partnerin auf dem Sofa und heult grundlos vor sich hin. Oder mutiert zu einer Bissgurke, vor der du tunlichst in Deckung gehst. Was sie ansonsten zum Brüllen komisch findet, verletzt sie heute tief. Wieder einmal redet sie von Trennung, würde dich vorzugsweise auf dem Mond wissen – und du dich selber auch. Du bist genervt, du bist ratlos… Kommt dir das ansatzweise bekannt vor? Dann, lieber Leser, bist auch du von PMS betroffen, dieser sonderbaren Erscheinung, bevor deine Partnerin ihre Regel bekommt.

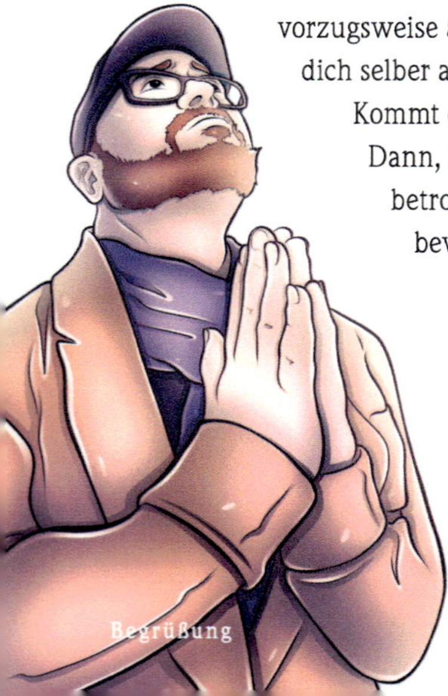

Auch für dich haben wir diesen Ratgeber verfasst, um dir Einblicke in die körperlichen und seelischen Befindlichkeiten zu vermitteln, welche zu jenen Zeiten die Dame deines Herzens durchschütteln. Und wie du ihr wirklich helfen kannst!

Und vielleicht, liebe Leserin, geneigter Leser, vielleicht kannst du sogar eines Tages – zumindest mit schiefem Grinsen – sagen:
PMS – Ich liebe Dich!

Anne & Charlotte

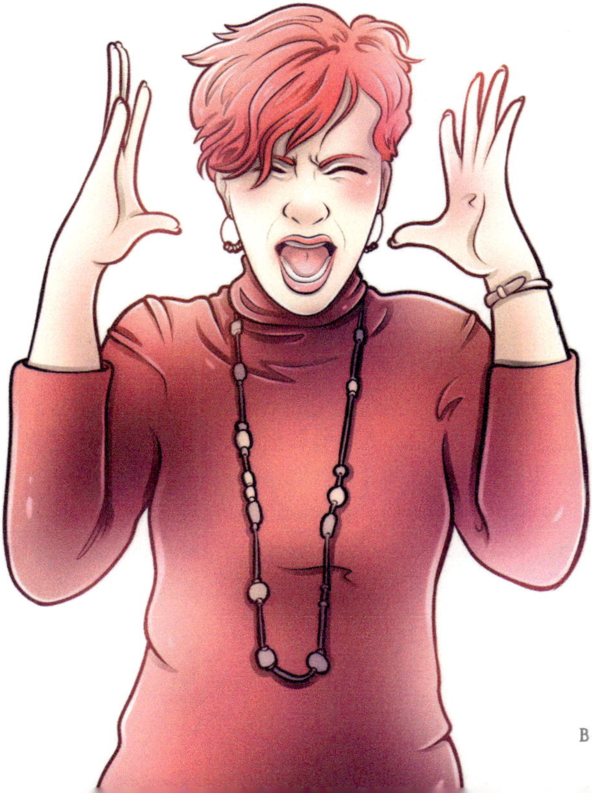

WIE ES ZU DIESEM BÜCHLEIN KAM

Annes Geschichte

Bei mir begannen mit dem Eintritt in die Pubertät sonderbare Beschwerden. Ich war etwa 13 Jahre alt und hatte nicht die blasseste Ahnung, was mit mir los war. Es hätte mir auch niemand sagen können, und sowieso „redet man nicht darüber". Ich wusste nur, dass ich mich nicht gut fühlte, sehr nachdenklich war und viel grübelte. Oftmals hatte ich zu allem körperlichen Unwohlsein auch heftige depressive Verstimmungen – mit dem Eintreten meiner Regel war dann alles wieder ganz prima in meinem Leben und ich kam zurück in meine gewohnte Energie. Jedenfalls fand ich es schrecklich, dass es keinen Menschen gab, mit dem ich mich hätte austauschen können.

Ich ging damals nicht zu meiner Mutter, um ihr zu sagen, wie es mir ging und um sie zu fragen: „Mama, was ist da bloß los mit mir? Ich versteh das alles nicht ...! Was kann ich tun?" So machte ich meine körperlichen und stimmungsmäßigen Empfindungen mit mir allein aus und versuchte, für mich selber irgendwelche Antworten zu finden. Denn vor 30 Jahren gab es ja die heutigen Medien noch nicht – ich konnte eben nicht bei Google fix ein paar Schlagworte eingeben, um mit einem Pling die erhellende Antwort zu erhalten: „Ah, du hast PMS!" Da haben es die Mädels von heute deutlich leichter!

Mein PMS-bezüglicher Erkenntnisprozess zog sich über viele Jahre hin. Als ich das allererste Mal davon hörte, war ich Anfang 20, schleppte mich also zu dem Zeitpunkt bereits seit fast zehn Jahren damit herum. In jenem Moment war mir, als habe mir jemand die Tür geöffnet zu einem unbekannten Raum, den ich zuvor noch nie betreten hatte. Plötzlich sah, erkannte und verstand ich, erfasste Zusammenhänge und dachte: „Hey, das ist es! Ja, genau das hab ich! Ich hab PMS! Genau so bin ich, genau so fühlt sich alles in mir an in dieser Zeit!"

Und eine weitere Erkenntnis tat mir gut: Ich war entgegen meiner Vermutung nicht die einzige Frau, die an / unter jenen Beschwerden und sich selber litt! Und zum ersten Mal konnte ich mich mit dieser Thematik öffnen und auch mit anderen Menschen darüber sprechen – mit meinen Freundinnen und Partnern. Ich konnte mich endlich mitteilen, konnte benennen, was zuvor „nur" in meinem Kopf war und mich schier krank machte, aber natürlich auch meine Beziehungen sehr stark beeinflusste – ehrlicherweise muss ich sagen, dass ich während jener Tage äußerst kompliziert war.

Ich lebte extreme Stimmungsschwankungen aus bis hin zu cholerischen Anfällen, gegen die ein Vulkanausbruch ein beschauliches Naturereignis darstellt. Dazu die ständig kreiselnden Gedanken, mich sofort von meinem Partner trennen zu müssen. Ja, es war tatsächlich so, dass jedes Mal, wenn ich vor der Regel stand und mich das PMS am Nackenfell beutelte, ich wild entschlossen war, meine Beziehung augenblicklich zu beenden. Da sich dies Szenario monatlich wiederholte, kannst du, liebe Leserin, werter Leser, dir sicherlich mühelos vorstellen, wie anstrengend Beziehung sein kann …! Immerzu ging es auf und ab und hin und her.

Ich entschuldige mich an dieser Stelle noch nachträglich bei meinen Partnern, was und dass sie alles mit mir durchmachten: Ihr lieben Männer, die ihr mich einige Jahre begleitet habt – es war alles andere als einfach für euch, an der Seite einer Frau zu sein (und zu bleiben!!), die derart launisch und wankelmütig sein konnte. Bitte seht es mir nach!

Ich mag noch kurz berichten, wie sich das PMS auf mein Verhalten auswirkte. Gerade in Bezug auf Partnerschaft war dies oft grenzwertig, wie ich ja schon anklingen ließ! Lebhaft erinnere ich mich an folgende Situation zu Zeiten meiner ersten Ehe: Wir waren gerade dabei, uns eine Wohnung einzurichten. Eines Tages brachte mein damaliger Mann eine Lampe mit nach Hause – ich sah sie und fand sie so grauenhaft, dass ich meinen Mann anblökte: „Bist du wahnsinnig geworden? Wie kannst du eine derartige Scheußlichkeit hier anschleppen? Niemals hängen wir dieses fürchterliche Ding auf!" Er blieb ruhig, lächelte und sagte: „Baby, entspann dich mal!" und machte sich daran, das gute Stück aufzuhängen. Da flippte ich aus, bin regelrecht ausgerastet. Ich packte irgendetwas, das ich gerade in die Hände bekam, und schleuderte damit diese Lampe herunter – sie zersprang in hunderttausend Stücke. Mein armer Mann starrte mich völlig entgeistert an und fragte schließlich: „Sag mal, hast du noch alle Tassen im Schrank?" Und mir tat es im nächsten Augenblick so unendlich leid …

Damit will ich nochmals in aller Deutlichkeit sagen, dass das PMS bzw. die PMDS eine Frau derartig im Griff haben kann, dass sie unter Umständen kurzfristig durchknallt und nicht mehr Herrin ihrer Sinne ist. Die Hormone ziehen in diesen Momenten ganz einfach die Fäden und sagen, wo es langgeht … und dies soll keinesfalls eine lahme Rechtfertigung für jegliches Verhalten sein, lieber männlicher Leser!

Jener Mann damals packte erstaunlicherweise nicht sofort seine Koffer, sondern hielt es noch einige weitere Jahre mit mir aus. Mir fehlte damals noch die Fähigkeit, mit meiner PMDS adäquat umgehen zu können – einerseits wirklich selbst-gerecht durch diese Tage zu kommen, aber andererseits natürlich auch in angemessener Form meinem Partner zu begegnen. Die Trennung kam dann nichtsdestotrotz irgendwann, einfach weil unser Miteinander eine sehr anstrengende Zeit war, auch über mein PMS hinaus.

Die Launenhaftigkeit stellt eine der größten Herausforderungen dar – das weiß ich nicht nur von mir selber, sondern inzwischen auch von unzähligen anderen Frauen: Die Beziehung, der Job, die Familie, der Freundeskreis, ob es richtig war, Kinder zu bekommen, sofern vorhanden – alles, einfach alles wird in Frage gestellt. Es kann sogar so weit gehen, dass du Suizidgedanken hast und dir sagst, das Leben hat keinen Sinn mehr für dich. Um am nächsten Tag freudvoll zu erwachen und die auf dich herabscheinende Sonne zu bejubeln – alles ist wieder gut! Und dieser rapide Wechsel ist natürlich für dein Umfeld total schwer zu verstehen und nicht nachvollziehbar.

Du selber fühlst dich zwar alles andere als gut, aber du steckst ja drin in diesem Gefühlskarussell, machst das seit vielen Jahren mit und kennst dieses Hin und Her in deinem Herzen, in deinem Bauch, in deinem Kopf. Doch deine Mitmenschen und insbesondere der Partner an deiner Seite haben mächtig etwas mit dir auszustehen! Es ist ja eine unglaubliche Energie, die dabei draufgeht – man streitet über Dinge, um sich paar Tage später zu fragen, wie um alles in der Welt man über etwas derart Banales bloß diskutieren konnte. Und weswegen zum Kuckuck man sich wegen solcher Kleinlichkeiten überhaupt einen Kopf macht.

Aber so ist es nun mal, dass wir es zu PMS-Zeiten tatsächlich prima hinbekommen, aus einer Stubenfliege einen Aasgeier zu machen! Auch in anderer, sehr spezieller Hinsicht, nämlich unserem Verhältnis uns selbst gegenüber. Schaut frau an „normalen“ Tagen in den Spiegel, betrachtet sie sich wohlwollend, bestenfalls Selbstliebe-voll und sagt sich nachsichtig bis freundlich: „Ach du, ich mag dich, so wie du bist!“ (auch wenn es naturgemäß meistens da und dort ein wenig herumzumäkeln und zu bemaulen gibt!). Doch selbiges während des PMS kann zur Folge haben, dass sie sich einfach nur richtig abscheulich findet und sich gnadenlos niedermacht.

Es werden massive Fettablagerungen halluziniert, wo keine sind – trotzdem sieht sie sich auf einmal fünf Kilo schwerer. Ich kenne das so gut von mir selber! Ich komme mir dann vor wie eine Anorektikerin, der das realistische Einschätzungsvermögen für das eigene Aussehen abhandengekommen ist, und der aus dem Spiegel vermeintlich eine fette Kuh entgegenglotzt. Obwohl ich genau das gleiche Gewicht habe und die gleichen Klamotten anziehe wie ansonsten auch, bekomme ich zuviel, wenn ich mich beäuge, und ich denke voller Selbst-Grausen: „Um Gottes Willen, wie siehst du denn aus? Oh nein, das geht ja gar nicht – so kannst du doch nicht rausgehen!"
Es folgt geballter Zweifel über mich und meine Person in ihrer Gesamtheit, so dass ich schier verrückt werde und mich frage, was denn eigentlich los ist! Ich fühle mich abartig fett, habe das Gefühl, förmlich aufzuquellen, und sage mir immer wieder, bloß nicht einen Krümel mehr essen, als unbedingt nötig ist, weil jedes Gramm ohne Umweg sofort auf Hüften, Bauch oder Hintern geht. Dabei ist das alles kompletter Quatsch! Es ist nur eine Frage meiner Wahrnehmung, einfach, weil meine Hormone sich darin gefallen, völlig außer Rand und Band zu sein! (Viele Frauen legen allerdings tatsächlich kurzfristig etwas zu – das liegt an den Wassereinlagerungen im Gewebe, welche sich jedoch mit Eintritt der Mens freundlicherweise wieder davonmachen!)

Garniert wird meine seziererische Selbstbetrachtung von Hautirritationen jeglicher Art und Couleur – bei mir ploppen Pickel auf an den markantesten Stellen, die mein Körper zu bieten hat. Die Dinger könnten ja auch gnädig im Verborgenen blühen, aber nein …! Wenn meine Tochter mich so sieht, rollt sie mit den Augen und fragt, warum man als erwachsene Frau eigentlich immer noch Pickel hat... ja, das frage ich mich auch! Ich habe ihr, als sie in die Pubertät kam, beizeiten vieles über das Thema erzählt, so dass sie von vornherein ganz anders damit umgehen konnte, als es bei mir als junges Mädchen der

Fall war. Heute, mit meinen aktuell 44 Jahren, habe ich einigermaßen gelernt, mit meinem PMS umzugehen, indem ich meinen Bedürfnissen weitestgehend folge. Dazu in diesem Ratgeberlein mehr!

Was andere betroffene Frauen sagen

Kürzlich lud ich die Teilnehmerinnen meiner Facebook-Gruppe zu einer Umfrage ein: Mich interessierte, ob sie eher von PMS oder PMDS betroffen sind. Immerhin beteiligten sich über 50 Frauen, deren Antworten ein vielsagendes Bild ergaben.
So fragte ich beispielsweise, in welchem Alter sie erfahren hätten, dass sie an PMS leiden bzw. an PMDS – die weitaus meisten Frauen waren bereits zwischen 30 und 40 Jahre alt! Man stelle sich vor, welch jahrelangen Leidensweg die Betroffenen bereits hinter sich hatten, ehe sie endlich erfuhren, was Sache ist! Hier bestätigt sich wieder einmal, dass das Thema ärzteseits nicht gerade zur Standard-Aufklärung gehört. In diesem Sinne sei hiermit ein deutlicher Appell an alle GynäkologInnen gerichtet!

Eine weitere Frage war, wie stark das PMS oder die PMDS das Leben beeinflussen würde, auch mit Blick auf die Beziehung. Über 60% der Befragten gaben an, nicht nur sie selber, sondern auch ihr Partner fühlen sich in jenen Zeiten sehr belastet: Einerseits vermissen die Frauen Verständnis und Rücksichtnahme, andererseits kann der Partner ihnen nichts recht machen – ein Teufelskreis, der das Miteinander (unter Umständen sehr heftig) erschwert.

Als sehr bezeichnend fand ich, dass die meisten Teilnehmerinnen ihr Unwohlsein mit sich allein ausmachen. Auf meine Frage nach der partnerschaftlichen Kommunikation antwortete über die Hälfte, dass sie ihr PMS in ihrer Beziehung nicht thematisieren. Liebe Frauen, ich frage euch: Wie sollen eure Männer euch verstehen, wenn sie gar keine Ahnung haben, was Sache ist? Außerdem ist es für uns selber so befreiend, uns mitteilen und unser Wissen weitergeben zu können.

PMS UND PMDS: WAS IST DAS EIGENTLICH?

Manchmal kommen die besten Einfälle an den ungewöhnlichsten Orten. So hatte ich die Idee zu diesem Büchlein in der Badewanne, als ich wieder einmal PMS-geplagt im wahrsten Sinn des Wortes abtauchte! Schon seit längerem verspüre ich den Wunsch, Licht ins thematische Dunkel zu bringen. Denn zu meinem Erstaunen gibt es viele Frauen – von Männern ganz zu schweigen! – die noch gar nicht wissen, dass die vielschichtigen Beschwerden vor der Menstruation tatsächlich in einem medizinischen Begriff zusammengefasst sind. Und durchaus ihre Bewandtnis haben!
Denn die hormonelle Umstellung, die sich bei uns Frauen etwa zwei Wochen vor der Periode einstellt, kann bei vielen einiges (milde formuliert) in Unruhe bringen, und zwar sowohl auf der psychisch-emotionalen wie auf der physischen Ebene.

Von ***PMS***, dem prämenstruellen Syndrom, wird gesprochen, wenn vor allem körperliche Symptome auftreten. Hier werden sehr häufig Rückenschmerzen genannt, die so fürchterlich sein können, dass die betroffenen Frauen nicht mehr wissen, wie sie stehen, liegen oder kriechen sollen. Auch heftige Unterleibskrämpfe – ja, schon vor der Regel! – treten oftmals auf, ebenso wie Kopfschmerzen oder gar Migräne, die schlimmstenfalls zu einem mehrtägigen kompletten „Systemausfall“ führen kann. Die Brüste können unerträglich spannen oder schmerzen – wehe dem liebenden Partner, der unvorsichtigerweise eine zärtliche Berührung wagt!

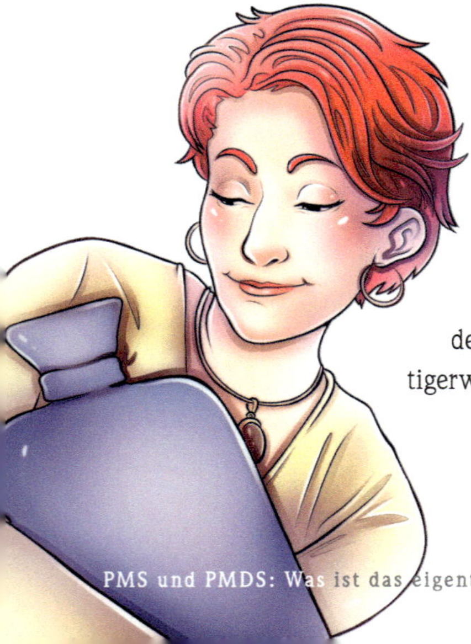

Unreine Haut und Wassereinlagerungen im Gewebe (dadurch auch Gewichtszunahme) strapazieren den weiblichen Selbstblick hinsichtlich der eigenen Attraktivität. Heißhunger, Blähungen und Völlegefühl tun das Ihre. Schwindel ist ebenfalls ein häufig genanntes Symptom, was oftmals Ängste auslöst, die in ganz andere Richtungen gehen – so werden etliche Frauen zu einer CT (Computer-Tomografie) des Kopfes geschickt. Schlafstörungen, Hitzewallungen und Schweißausbrüche lösen vielfach die bange Frage aus, ob etwa die Wechseljahre vorzeitig ausgebrochen seien. Nein, liebe Leserin, sind sie nicht – du bist (noch) vom PMS gezeichnet!

Vielen Frauen machen zudem auch psychische Probleme zu schaffen. Meldet sich die Seele zu Wort, dann leiden die Betroffenen z.B. an Launenhaftigkeit, depressiven Gestimmtheiten, fühlen sich ohne erklärbaren Grund traurig und könnten nonstop alles Elend der Welt beweinen. Oder sie werden zickig, missmutig und mürrisch. Viele klagen über Ängste und Panik-Attacken. Manche Frauen fühlen sich auch „nur" völlig platt, erschöpft, total neben der Spur und vermelden Konzentrationsprobleme.

Bei besonders heftiger Ausprägung der psychischen Symptome ist von PMDS die Rede, der prämenstruellen dysphorischen Störung, welche als schwere Erkrankung gilt. Diese tritt offiziell bei etwa 15-20% der Frauen im gebärfähigen Alter auf. Bei geschätzten sieben Prozent der Frauen ist die PMDS wiederum so stark ausgeprägt, dass sie völlig aus der Bahn geworfen werden und der Alltag nicht mehr zu bewältigen ist. Dies kann so weit gehen, dass Betroffene tief depressiv werden, sich vollkommen zurückziehen und das Interesse an sozialen Kontakten verlieren – manch eine kostet das gar ihren Job. Andere Frauen wiederum können in diesen Phasen vor der Periode nicht nur sehr aggressiv, sondern sogar gewalttätig werden oder mit dem Gesetz in Konflikt kommen – viele schwanken zwischen Depression und Aggression. Dass in solch extremen Phasen die Beziehungen zum

Partner und/oder zu den Kindern, zum Freundes- und Kollegenkreis leiden, liegt auf der Hand, so dass zu allen anderen Übeln oftmals auch noch Schuldgefühle hinzukommen.

Übrigens: Addiert man jene Zeiten, kommen durchschnittlich sieben Jahre zusammen, in denen die Betroffenen in ihrer Lebensqualität stark beeinträchtigt oder sogar außer Gefecht gesetzt sind …!

Offiziellen Zahlen zufolge haben 75-80% aller Damen mit psychischen oder/und körperlichen Schwierigkeiten zu kämpfen, wenn die nächste Regelblutung auf sie zukommt. Gut zu wissen, dass frau weder unnormal noch krank ist, sondern lediglich ihre Hormone sie mehr oder weniger durcheinanderwirbeln! Die Symptome setzen meist etwa fünf bis sieben Tage vor der Periode ein, manchmal auch bis zu zwei Wochen vorher.
Mit Beginn der Regelblutung lassen die Beschwerden meistens schlagartig nach, doch bei manchen Frauen dauern sie sogar darüber hinaus an. Im Zuge unserer Recherchen sagten uns einige Frauen, dass sie fast ununterbrochen Probleme mit ihrem Zyklus hätten und quasi die Menopause herbeisehnten in der Hoffnung, dass sich damit alle unguten Befindlichkeiten erledigen würden ...

In Deutschland ist die PMDS noch weitgehend unbekannt. Bisher gab es kaum Untersuchungen, die die Ursache der Störung bestimmen konnten – ein Umstand, der angesichts der Häufigkeit reichlich verwundert! Das hat oftmals auch zur Folge, dass Ärzte eine PMDS mit einer bipolaren (= manisch-depressiven) Störung oder einer anderen affektiven Erkrankung verwechseln und eine falsche Diagnose stellen.

Eine neue US-Studie hat nun allerdings einen Zusammenhang zwischen PMDS und Veränderungen auf zellulärer Ebene festgestellt. Die Forscher hoffen, dass diese neuen Erkenntnisse die korrekte Diagnose von PMDS vereinfachen werden.

Eine der diversen Mediziner-Vermutungen lautet, dass betroffene Frauen auf das zunehmende Ungleichgewicht des Östrogen- und Progesteron-Spiegels in der zweiten Zyklushälfte sensibler reagieren als andere, wobei allerdings vollkommen unklar ist, aus welchen Gründen. Jedenfalls wirken sich diese hormonellen Verschiebungen auch auf bestimmte Botenstoffe (Neurotransmitter) im Gehirn aus: Nach dem Eisprung sinkt der Spiegel von Serotonin und ist kurz vor der Menstruation im Keller. Auch dieses sorgt – übrigens wie Progesteron – unter normalen Umständen für eine zufriedene und ausgeglichene Stimmung. Demzufolge wird von vielen Ärzten ein Antidepressivum, ein Serotonin-Wiederaufnahmehemmer, verschrieben (... oder wir verordnen uns Schokolade, doch dazu später mehr!).

Neben dem Veitstanz der Hormone spielt auf der Suche nach dem „Warum PMS?“ die aktuelle psychosoziale Situation klar eine mitbestimmende Rolle – dauerhafter Stress kann nicht nur die psychischen, sondern auch die körperlichen Symptome verstärken. In allererster Linie jedoch zeichnen das eigene Verhältnis zum Körper und die – oftmals generationsübergreifend vermittelte – Einstellung zur eigenen Weiblichkeit, zum Frausein, für die Ursachen verantwortlich.

Daher ist es wichtig, bei der Diagnose und Behandlung von PMS die Gesamtsituation in den Blick zu nehmen. Denn zumindest steht fest, dass PMS bzw. PMDS ein äußerst komplexes und stets individuelles Bedingungsgefüge zugrunde liegt.

TANZ DER HORMONE – ÖSTROGEN, PROGESTERON & CO.

Damit etwas verständlicher wird, was auf frauenkörperlicher Ebene los ist, werfen wir einen kurzen, nur oberflächlichen Blick in unser Inneres: auf die Produktion weiblicher Hormone. In der ersten Hälfte des weiblichen Zyklus wird in den Eierstöcken von wachsenden Follikeln das Östrogen Oestradiol produziert. Als Follikel wird eine Eizelle bezeichnet, die von einem Eibläschen, das sie ernährt, umschlossen wird. Dieses Östrogen regt in der ersten Zyklushälfte die Gebärmutterschleimhaut zum Wachstum an. Außerdem stehen die Zellen des Brustdrüsengewebes unter dem Einfluss jenes Hormons, es sorgt für eine ausreichende vaginale Schleimproduktion und dirigiert das weibliche Lustempfinden.

Nachdem eine Eizelle das sie umgebende Eibläschen verlassen hat (Eisprung), wird dieses zum so genannten Gelbkörper. Der Gelbkörper ist für die Ausschüttung des Hormons Progesteron zuständig. Dieses sorgt in der zweiten Zyklushälfte für die Auflockerung der Gebärmutterschleimhaut und bereitet sie auf die Einnistung einer befruchteten Eizelle vor. Wenn kein Eisprung stattgefunden hat, entsteht kein Gelbkörper und in einem solchen Fall wird vom weiblichen Körper auch kein Progesteron produziert. Progesteron wirkt auf natürliche Weise harntreibend, es schützt das Brustgewebe vor Knötchenbildung und die Gebärmutter vor Krebs. Hinzu kommt, dass es den Knochenaufbau fördert und sowohl den Blutzuckerspiegel als auch die Blutgerinnung normalisiert. Auch in der Fettverwertung spielt es eine unterstützende Rolle, es wirkt antidepressiv und fungiert als Schutzfaktor in der Brustkrebsvorbeugung.

Östrogen ist ein sehr starkes Hormon, dessen Wirkungen normalerweise durch das Vorhandensein von Progesteron ausbalanciert werden, vergleichbar dem harmonischen Pendeln zweier gleichwertig ausgelasteter Waagschalen.

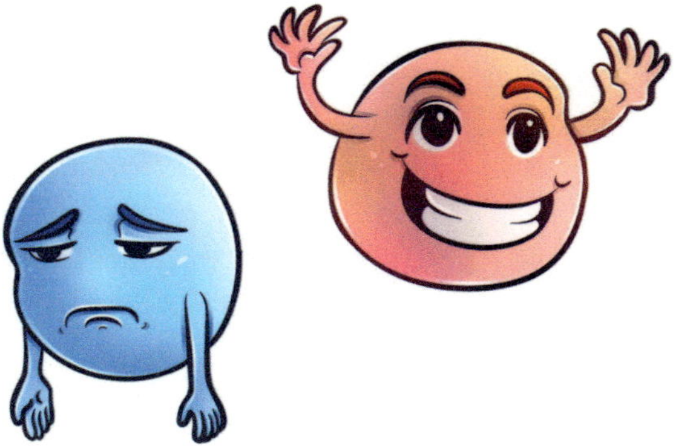

Anders als bei den Östrogenen, von denen es verschiedene gibt – das bereits genannte Oestradiol aus den Follikeln in den fruchtbaren Lebensjahren, Oestriol, das hauptsächlich während einer Schwangerschaft produziert wird, und Oestron, das insbesondere nach den Wechseljahren vorhanden ist – gibt es im weiblichen Organismus nur dieses eine Progesteron.

Sehr oft ist Östrogen / Oestradiol das dominante Hormon im Körper. Hierzu können auch externe Faktoren beitragen: Die Einnahme synthetischer Hormone spielt genauso eine Rolle wie das Ernährungsverhalten (hormonell belastetes Fleisch und östrogenhaltiges Trinkwasser) und die Umweltverschmutzung durch chemische Stoffe (beispielsweise Klebstoffe, Farben und Kunststoffprodukte), die auch als Xenoöstrogene bezeichnet werden und sich im Körper wie Östrogene verhalten.

Auch ein Zyklus, in dem kein Eisprung stattfindet, kann dazu führen, dass der Körper sich nur mit Östrogenen auseinandersetzen muss. Diese hormonelle Dysbalance durch einen Östrogenüberschuss ist die Ursache einiger gynäkologischer Erkrankungen. Neben dem prämenstruellen Syndrom sind hier vorrangig Myome im Gebärmutterbereich, Zysten im Brustgewebe und Endometriose zu nennen.

Mögliche Symptome einer Östrogendominanz
Empfindlichkeit der Brüste, kalte Hände und Füße, frühes Einsetzen der Blutung, Depressivität, Angst und innere Unruhe, Haarausfall, Kopfschmerzen, Konzentrationsstörungen, Reizbarkeit, Schlaflosigkeit, Wassereinlagerungen im Gewebe, unregelmäßige Blutungen, Gewichtszunahme.

Um u.a. PMS-Beschwerden zu lindern, verschreiben GynäkologInnen häufig Hormonpräparate. Von Seiten vieler Mediziner wird das körpereigene Progesteron oftmals auch als Gestagen bezeichnet – es besteht im Gebrauch des Fachausdruckes „Gestagen" leider keine klare Differenzierung zwischen natürlichem Progesteron und den synthetischen Hormonen.
Doch künstlich hergestellte Gestagene entsprechen eben nicht dem körpereigenen Hormon Progesteron! Diese Gestagene sind in ihrer molekularen Struktur nicht mit dem körpereigenen Progesteron identisch, sie sind ihm höchstens ähnlich. Und gerade diese künstlichen Gestagene verursachen die meisten Nebenwirkungen der Hormonpräparate, z.B. Migräne, Schlaflosigkeit, Flüssigkeitseinlagerung und Depressionen. Kurz: Sie können die Symptome von PMS sogar verstärken!

Daher, liebe Leserin, achte bitte unbedingt darauf, dass dein/e Gynäkologe/in dir ein Präparat verschreibt, welches ***natürliches Progesteron*** enthält. Scheue keine Diskussion! Auch dann nicht, wenn es um die Verschreibung der Pille geht, denn auch hier kommen ja die künstlichen Gestagene zum Einsatz. Nochmals: Lass dir nicht erzählen, dass es sich bei Gestagenen lediglich um eine andere Bezeichnung für Progesteron handelt – das weißt du jetzt besser! Wenn du mehr über dies Thema wissen möchtest, findest du am Ende dieses Ratgebers einige Buch-Empfehlungen dazu.

Was ist „natürliches Progesteron"?

Es wird von natürlichem Progesteron gesprochen, obwohl auch diese Produkte, die als Cremes, Tabletten, Zäpfchen und Injektionen eingesetzt werden können, im Labor hergestellt werden. „Natürlich" bedeutet hier aber, dass dieses Progesteron genau dieselbe chemische Struktur wie das körpereigene Hormon besitzt. Es wird aus pflanzlichen Substanzen hergestellt, den so genannten Saponinen. Diosgenin aus der mexikanischen wilden Yamswurzel ist das am häufigsten verwendete Saponin. Es wird im Labor aufbereitet, in körperidentisches Progesteron umgewandelt und mikronisiert. „Mikronisieren" bedeutet, dass das Progesteron so behandelt wird, dass die Moleküle nur kleine Verbände bilden. Bei der Anwendung der Cremes ergibt sich dadurch eine leichtere Aufnahme der Wirkstoffe über die Haut. Gegenüber der Tablettenform (die Anwendung von Zäpfchen und Injektionen ist wesentlich weniger verbreitet) hat der Einsatz von Cremes den Vorteil einer besseren Dosierbarkeit, welche entsprechend der individuellen Befindlichkeit und Beschwerdelage variiert werden kann.
Nahrungsergänzungsmittel, welche das Diosgenin aus der Yamswurzel enthalten, sind völlig wirkungs- und somit sinnfrei, da über die Verdauung keine Umwandlung in Progesteron erfolgt!

WIE MIT PMS UMGEHEN?

Nähern wir uns der großen Frage: Was kannst du für dich tun, um dein PMS oder deine PMDS zu lindern und damit gut umzugehen? Ich habe für mich einiges entdeckt, was mir guttut – das heißt aber nicht, dass dies auch für dich passen muss. Bitte experimentiere unverdrossen herum und probiere aus, wozu du Lust hast und was dir hilft! Und vielleicht hast du für dich ja auch schon einige Wohlfühlrezepte für die Tage vor den Tagen. Dann würde ich mich sehr freuen, wenn du dies teilen und weitergeben magst – hierzu lade ich dich herzlich in unsere Facebook-Gruppe „PMS – Ich liebe dich!" ein! Es gibt so unzählig viele Frauen und Männer, die betroffen sind, dass ich einen stärkenden Austausch total wichtig finde.

Falls mich zu meinen PMS-Zeiten jemand sucht, wird man mich vermutlich in der Badewanne finden! Dies ist und war schon immer meine absolute Nummer 1, wenn ich Entspannung und Linderung brauchte. Wasser ist auch ganz einfach mein Element! Hier fühle ich mich schwerelos, kann meine Befindlichkeiten, meine Gedanken und den hinter mir liegenden Tag abspülen. Da ich in jenen Tagen extrem

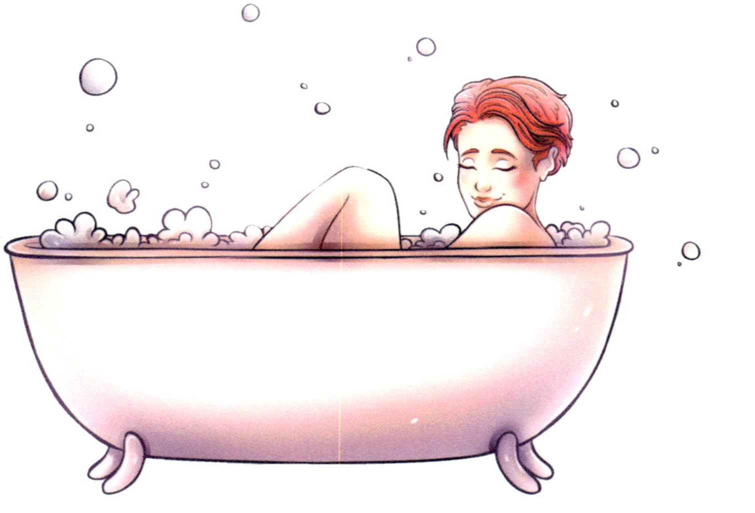

zwischen mega-aktiver Hochtourigkeit und Lethargie schwanke, tut es mir unendlich gut, in der warmen Wanne zu liegen, weil ich das Gefühl habe, mich energetisch reinzuwaschen und meinen Geist zu klären.

Dieses Thema „Zeit für mich" ist natürlich gerade in den Tagen, an denen wir Frauen uns nicht gut fühlen, von ganz entscheidender Bedeutung: Das, was wir an uns ablehnen, macht uns einerseits krank, gleichzeitig ist es so etwas wie der Universal-Schlüssel, der dich zu einer Lösung führt. Das heißt, wenn ich das PMS ablehne und sage: „Dieses Theater schon wieder, jeden Monat der gleiche Mist, es kotzt mich an. Mein Mann nervt mich, die Kinder sind mir zu viel, mein Job hängt mir zum Hals raus…", dann potenzieren sich die Beschwerden in dieser Zeit sicherlich enorm.

Nehme ich jedoch das Ganze als Teil von mir und meinem Frausein an und sage: „Ok, lieber Körper, liebe Seele, lieber Geist, ich bin mal wieder in den Tagen vor den Tagen. Ich weiß, sie gehören zu meinem Leben dazu und ich muss damit leben!", ist dies der erste wesentliche Schritt. Vielleicht magst du es ja mal ausprobieren:
Lege deine Hand aufs Herz, schließe deine Augen, hol tief Luft und sage dir: „PMS – ich liebe dich! Denn du machst aus mir, was mich ausmacht."

Vielleicht gelingt es dir, eine kleine Affirmation, einen positiven Leitsatz zu entwickeln, der dir wie ein Mantra durch diese Zeit hilft. So etwas klingt immer sehr spirituell, womöglich recht hochtrabend. Aber sieh dies nicht als große Glocke an, die über dir schwebt! Sondern sage dir: „Ich liebe mich so, wie ich bin!" Es geht um die Verantwortung, JA zu sagen zu allem, was zu dir gehört – in guten wie in schlechten Zeiten, wie es so schön heißt ... Selbstliebe ist das Thema! Gerade zu den Zeiten, in denen du dich so ablehnst und dich hasst, dich blöde und einfach nur total miserabel fühlst, ist diese Selbstliebe von ganz besonderer Bedeutung. Es ist so wichtig, dass du dir dann die Zeit nimmst, deine Hände auf dein Herz legst und aus diesem Negativgefühl aussteigst. Dass du dich in diesen Momenten ganz mit dir verbindest und dir sagst: „Ok, ich bin Frau mit allem, was dazugehört. Ich liebe meine tollen Seiten ebenso wie meine Macken und Meisen, und das PMS gehört auch dazu. Mein Partner hat mich so kennengelernt und er liebt mich, wie ich bin. Es tut mir ganz arg leid, wenn ich Dinge tue oder sage, die ihn oder andere aus meinem Umfeld verletzen können. Ich liebe all diese Menschen – aber an erster Stelle liebe ich MICH. Ich liebe mich mit allen Fehlern und ich verzeihe sie mir!“

Dieses Verzeihen deiner eigenen Unzulänglichkeit hilft dir ungemein, in jenen Tagen besser mit dir klarzukommen (> denn alles, was du bekämpfst, verstärkst du!). Geh in die Innenschau und frage dich, was dir jetzt gut täte und dir Energie geben würde. In den PMS-Zeiten gehst vermutlich auch du, wie so viele Frauen, verstärkt ins Außen, um dich abzulenken von deinem eigenen Befinden. Vielleicht machst du nun ganz viel Sport oder bist öfter für andere da, arbeitest mehr als sonst oder schwirrst viel im Internet herum, um dich weniger zu spüren. Schau doch mal, was du tust, um diesen negativen Gefühlen oder körperlichen Beschwerden auszuweichen, sie zu verdrängen. Wenn es dir jedoch gelingt, in dieser Zeit bei dir zu bleiben und innezuhalten, dann sagen dir dein Körper und deine innere Stimme, was wirklich ansteht.

Wenn dir sportliche Betätigung hilft, dann geh dem nach und tob dich aus, na klar! Mir tut zum Beispiel Yoga gut. Doch obwohl ich es so liebe, fällt es mir ganz besonders schwer, mich während meiner PMS-Tage zu disziplinieren. Morgens wache ich schon auf mit dem Gefühl von „blöder Tag, null Bock auf gar nichts“ und finde alles doof. Ach, du kennst das? Aber genau in dem Moment ist es so wichtig, etwas für sich zu tun. Versuche, nicht so viel über diese dumpfen Gedanken zu brüten. Tu was für dich! Mach eine kleine Meditation oder eine andere wohltuende Übung, triff dich mit einer Freundin, wenn möglich. Oder schnapp dir ein Buch, das schon länger darauf wartet, von dir erobert zu werden. Oder schreibe. Schreib all deine Gedanken auf! Egal was – tu irgendetwas, wovon du das Gefühl hast, es reinigt dich. Dieses ständige Ablenken und Agieren und „besser, schneller, mehr" bringt weder dich weiter noch befreit es dich von deinem PMS, sondern verstärkt es häufig sogar. Durch das Übergehen der wahren Bedürfnisse rutscht manche Frau in eine Depression ab – und wenn man erst einmal in diesem tiefen dunklen Loch steckt, ist es sehr schwierig, das Seil zu finden, an dem man sich wieder herausziehen kann.

Daher mag ich dich so sehr ermuntern, darauf zu hören, was dir dein Herz und dein Körper sagen wollen. Und wenn da der Ruf nach Ruhe klingt, ist es auch so wichtig, dies dem Partner mitzuteilen und zu sagen: „Schatz, ich hab gerade mal wieder diesen blöden Tage …" Besser gesagt natürlich: „Mein geliebtes PMS krempelt mich mal wieder um!" Und dann teile ihm mit, dass du den Wunsch hast, dich zurückzuziehen. Bitte ihn, dass er abends kochen möge. Oder den Einkauf erledigt. Sich um die Kinder kümmert. Gib ab. Delegiere. Gerade das fällt uns Frauen oft so schwer, weil es tief in uns steckt, alles hinbekommen zu müssen, alles zu managen. Mute ihm deine Befindlichkeit und deine Bedürfnisse zu! Auch das ist „das Leben miteinander teilen" und nicht sich selber immer zurückzunehmen und zu funktionieren wie ein Roboter. Daher ist es so immens wichtig, dass du mit deinem Partner redest – und dass er dich auch ernst nimmt! Aber das kann er nur, wenn du dich zunächst selber ernst nimmst! Sprich so mit ihm, dass er dich verstehen kann und begreift, dass es ein profundes Frauen-Problem ist, mit dem du dich herumschlägst, dass es dir nicht gut geht und du keine Kraft und Energie mehr hast außer für dich selber. Gemeinsame Spaziergänge, das sich

Bewegen in der Natur können es sehr erleichtern, miteinander ins Reden zu kommen. Und wenn du dich deinem Liebsten verständlich machen kannst, fällt schon mal eine gute Portion Ballast von deinen Schultern.

Und noch etwas: Wenngleich ohne Frage die Bedürfnisse jeder Frau unterschiedlich gelagert sind, ist mir jedoch noch keine Frau begegnet, die zu PMS-Zeiten Lust auf Sex hat. Miteinander schlafen geht ganz einfach nicht in jener Zeit, weil der Körper ganz andere Sinneswahrnehmungen hat. Jede noch so liebevolle oder zärtliche Berührung ist unerträglich, die Brüste schmerzen heftig, die Haut ist ganzkörperempfindlich: Streicheleien da oder dort tun weh, sind unangenehm oder ganz einfach lästig. Angefasst werden geht gar nicht! Und sollte es doch dazu kommen, können wir ganz schön wild werden – aber deutlich anders als sonst! Auch Küssen kann viel zu viel sein. Kurz: die Lust kann zur Last werden. Daher ringe dir nichts ab, wozu du keine Lust hast. Zwar solltest du generell deine Grenzen wahren, doch erst recht, wenn du PMS-bedingt hauchfein gestimmt bist. Wie gesagt, jede Frau ist anders, aber es gibt so viele, die diese körperliche Nähe vor der Regel nicht ertragen können. Kuscheln, beieinander sein, sich zuhören, liebe- und respektvoll füreinander da sein ist total wichtig. Aber all dies hat nichts mit Sex zu tun. Sex und PMS verstehen sich einfach nicht! Und auch hier: Sprich mit deinem Mann darüber! Falls er das Thema PMS nicht hören oder glauben will oder dir die rechten Worte fehlen: Drück ihm dies Büchlein hier in die Hand – wir haben es auch für ihn geschrieben!

Den ganz normalen Alltagswahnsinn zu bewältigen plus PMS – das schlaucht dermaßen, wie Mann es sich gar nicht vorstellen kann. Wir sind einfach nur am Ende, ohne Chance, uns zu regenerieren. Ist die Menstruation dann da, sieht ja alles (meistens) schon wieder ganz anders aus und alles ist im Flow, im wahrsten Sinn des Wortes! Aber diese Tage davor, die sind für so viele Frauen einfach eine Tortur. Es ist wie Bergsteigen, wobei man aus unerfindlichem Grund eine dicke

Eisenkugel vor sich her rollt. Wo jeder Schritt zur Qual wird und man denkt: „Oh Himmel, wann bin ich denn endlich oben angekommen?" Mit dem Eintreten der Regelblutung ist der Gipfel erreicht und man kann erst einmal ausatmen: „Pfff, geschafft…!" Kann die Kugel los- und sie den Berg runter rollen lassen im Wissen, nun erst einmal drei Wochen Ruhe zu haben, bis …

So oder so ähnlich können sich unsere Partner das Ganze vorstellen, wobei das natürlich nicht immer Männer sein müssen. Doch sicherlich haben es Frauen in gleichgeschlechtlichen Beziehungen in PMS-Hinsicht leichter miteinander. Ja, ich finde es unbedingt wichtig, unser Umfeld einzubeziehen – auch unsere Kinder. Sie dürfen irgendwann durchaus wissen, was los ist. Ansonsten würden wir ihnen etwas Ungutes vorleben in der Richtung, ständig stark sein und funktionieren zu müssen, egal wie es einem bzw. einer geht. Seid ehrlich zu euren Kindern, denn diese Zeiten sind Teil des Lebens – schließlich geht es um den weiblichen Urrhythmus! So, wie die Männer auf ihre Art verschiedene Kräfte und Energien in sich tragen, ist dies auch bei uns Frauen der Fall: Wir sind die Sanftmütige, die Wissende und die Forscherin, wir sind die Kämpferin, die Liebhaberin und die Mutter, wir sind ein bisschen Mutter Teresa, wir sind Tochter, Freundin und Schwester, wir sind Kollegin, Chefin und Geschäftsfrau. Wir sind Partnerin. Und in jeder dieser Rollen haben wir ganz unterschiedliche Kräfte zur Verfügung. Es geht um das tiefe Wissen um unsere Weiblichkeit. In Naturvölkern ziehen sich die Frauen – oft mit ihren Kindern – in jenen Zeiten zurück, sind nicht draußen, sind nicht präsent, gerade weil sie das Weibliche ehren. Doch wir in unserer westlichen Welt haben genau dies seit Unzeiten verlernt.

Was noch kannst du für dich tun? Viel Wasser trinken ist ebenfalls wichtig, denn es reinigt uns nicht nur äußerlich, sondern auch von innen. Wasser ist heilsam, weil es unter anderem Krankheitserreger, Schlacken und Schadstoffe aus unserem Körper transportiert. Auch unterstützt das Trinken von viel Wasser in mentaler Hinsicht, es frischt den Geist auf und hilft, Altes loszulassen. Du kannst es dir auch in dem Moment, wo du Wasser trinkst, bildlich vorstellen, dass es jede deiner Zellen durchspült und dich befreit von all dem Mist und Ballast, dass es all die negativen Gedanken und Gefühle wegwäscht und dich von allem reinigt, was du in jeder Hinsicht an Ungutem in dich aufgenommen hast. Im Ayurveda wird empfohlen, heißes abgekochtes Wasser zu trinken. Über den ganzen Tag verteilt, hat dies eine unglaublich vitalisierende Wirkung. Mich erinnert es immer ein wenig an grünen Tee, der ja ganz sanft und langfristig anregt im Gegensatz zu Kaffee, der kurzfristig und herzlastig aufputscht. Weitere Tipps findest du in meinen Top 10, auch das Kapitel über Heißhunger und Ernährung ist sehr aufschlussreich – doch zunächst kommt ein „betroffener“ Mann zu Wort!

WAS SAGT MANN DENN DAZU?

Ich heiße Dirk. Ich bin ein Mann. Und ich habe lange Zeit zwar nicht ***an***, aber ***unter*** PMS gelitten. Als mich in meiner frischen Verliebtheit das erste Mal Annes geballte Vehemenz traf, war ich total entsetzt und dachte: „Au weia, jetzt will sie sich trennen – was mache ich denn bloß verkehrt?“ Aus dem Stand brach ihre urgewaltige Stimmungsexplosion über mich herein. Vom einen Augenblick zum nächsten war „meine“ Anne einfach nicht mehr da! Ich erschrak fürchterlich und mich beschlich die ungemütliche Frage, ob diese Frau eventuell besessen wäre – ich konnte ihr Verhalten absolut nicht einordnen. Einige Tage später, als Anne mir wieder ziemlich normal vorkam, sagte sie leicht zerknirscht: „Ach Schatz, das ist mein PMS!“ Natürlich hatte ich absolut keine Ahnung, wovon die Rede war. Von diesem P-S-Dingsbums hatte ich noch nie gehört. Klar, Frauen bluten jeden Monat und können in dieser Zeit bisweilen auch etwas sonderlich werden, das weiß wohl jeder Mann! Aber ich muss ganz ehrlich sagen: Von all den Vorgängen im Körper einer Frau hatte ich bis dato nicht die leiseste Vorstellung.

Anne erklärte mir dann die Hintergründe von diesem PMS. Ich war zunehmend erschüttert und dachte mir: „Um Himmels Willen, was macht diese Frau durch? Monat für Monat! Das ist ja grauenhaft.“ Stell dir vor: Du erlebst einen schönen Tag und plötzlich, von der einen Sekunde zur nächsten, ist alles komplett anders. Das Wundervolle, was bis eben noch deinen Tag ausmachte, ist wie ausradiert. Zack.

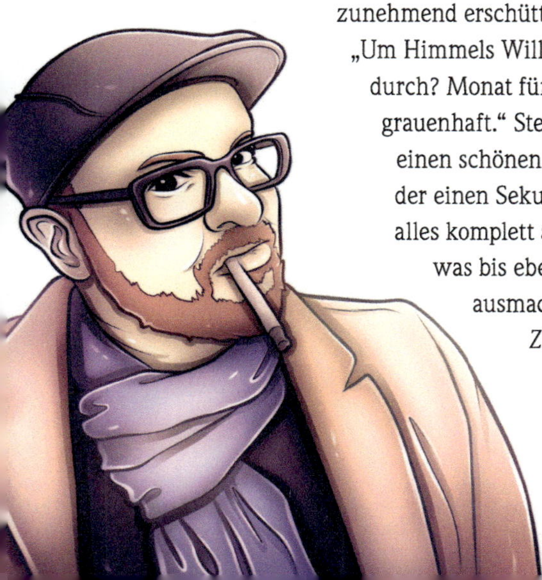

Als typisch verständnisvoller Mann sagte ich mir: „Ok, mein Lieber, beim ersten Mal warst du komplett verwirrt. Logisch. Aber nun weißt du ja Bescheid, bleibst künftig die Ruhe in Person und alles wird gut!“ Ich war sehr zufrieden mit mir.

Das Problem an dieser PMS-Sache ist aber: Sie springt dich einfach so aus dem Nichts an. Sie trifft dich wie ein Eimer Eiswasser. Das macht es so schwierig, ruhig zu bleiben und ***nicht*** zu reagieren (jedenfalls bitte nicht so, wie dir eigentlich zumute ist!). Bei jeder Wiederholung rang ich um Gelassenheit: „Das kann ja nur wieder dieses PSM sein oder wie das heißt – na gut … Aber beim nächsten Mal bleibe ich wirklich cool!“ So ging das eine Zeitlang hin und her. Ich hatte keine Ahnung, wie ich mit diesen Gestimmtheiten umgehen könnte oder sollte, und wartete einfach jedes Mal flach atmend ab, bis der monatliche Anfall wieder vorüber war.

Rückblickend betrachtet litten verschiedene Partnerinnen von mir an PMS, wobei sich dessen Erscheinungsformen, Auswirkungen und die jeweilige Intensität sehr unterschieden. Aber Anne hat es wirklich übel erwischt! Mit Abstand betrachtet, mag manches ganz lustig

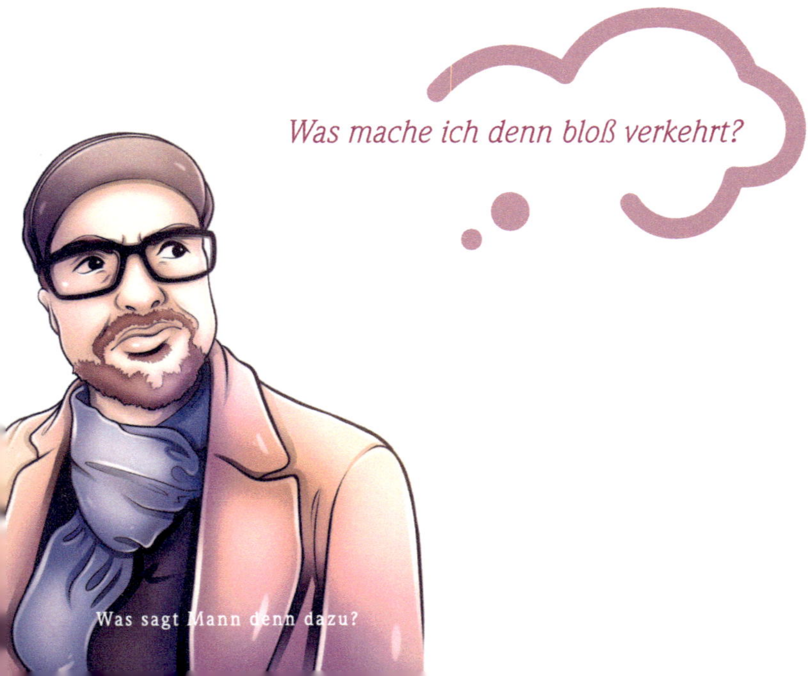

klingen. Aber die Situation selbst ist für den Partner alles andere als witzig. Ich entsinne mich zum Beispiel an folgende: Zwei Wochen lang war ich beruflich unterwegs gewesen, hatte meine Liebste 14 Tage nicht gesehen und freute mich wahnsinnig auf einen schönen Abend mit ihr. Sie hatte etwas Feines zu essen gemacht, wir saßen bei ihr am Tisch und plauderten. Alles war toll. Und dann, stell dir vor, gestattete ich mir tatsächlich die Unsäglichkeit, nach zehn Minuten gemütlichen Redens ***nicht*** ihrer Ansicht zu sein. Jawohl, ich gestehe: Ich hatte eine eigene Meinung! Oha! Jene zu äußern, hätte ich mir besser verkniffen – es folgte ein Ungemach sondersgleichen. Anne tobte, ich solle abhauen, mich endlich verziehen und so weiter. Ich wusste überhaupt nicht, wie mir geschah.

Nach Abflauen eines hormonellen Orkans die Wogen wieder zu glätten und die entstandenen Verletzungen hinter sich zu lassen, ist, milde formuliert, eine hehre Herausforderung. Als Partner weiß man ja einfach nicht, was los ist – ein Mann trägt schließlich nicht eine Glaskugel mit sich herum, die schillernd aufzeigt, wie es „ihr“ heute zufälligerweise geht. Und einen PMS-Kalender führt „er“ auch nicht! Ich glaube nicht, dass viele Paare diesbezüglich miteinander im Gespräch sind. Zu dieser Thematik braucht es noch viel Aufklärung - ich hoffe und wünsche mir, dass dieses Buch dazu beiträgt (dessen Entstehung übrigens auf eine Anregung meinerseits zurückzuführen ist, welche in Anne die Idee dazu aufkeimen ließ!).

Einer meiner Freunde ist ebenfalls mit einer – Achtung: kleines Augenzwinkern! – „Besessenen“ beschenkt. Oft schon hat er mir in tiefer Ratlosigkeit von dem wüsten Verhalten seiner Frau berichtet: Allmonatlich steht sie drei Tage nach ihren Regel-Widrigkeiten bitterlich weinend vor ihm, bittet tausendfach um Verzeihung und sagt ihm unter Tränen, er wisse doch, dass er für sie der tollste Mann der Welt sei. Da er schon so oft kurz zuvor das krasse Gegenteil zu erleben bekam, weiß er nicht, was er von diesem Hickhack halten soll. Als PMS-Sachverständiger, zu dem ich mich inzwischen entwickelt habe,

kann ich ihm heute sagen: „Junge, reg dich nicht auf, bleib lässig – deine Frau hat nur PMS!“ Leider gibt es viel zu wenig qualifizierten sprich respektvollen Austausch unter Männern zu diesem Thema. Und daran, liebe Frauen, habt ihr einen dicken Anteil, denn: Ihr redet mit uns zu wenig darüber, wie es euch ***tatsächlich*** geht!
Mein Appell an euch Mädels: Redet. Macht den Mund auf. Sprecht mit euren Männern, und zwar so, dass sie euch auch verstehen können. Hört auf mit diesem Quatsch, diese Zeiten mit euch allein ausmachen zu müssen – damit baut ihr eine Wand zwischen euch und eurem Partner! Am schlimmsten war für mich, mit diesem zerstörerischen Geschehen völlig im Nebel zu stehen und nicht zu wissen, was eigentlich los ist. Hilfreich waren die langen Gespräche mit Anne: Mir ermöglichten sie, mehr und mehr Verständnis zu entwickeln, und für Anne war erleichternd, mit ihrem Befinden gehört und angenommen zu werden.

Also, verehrte Leserinnen, holt eure Männer ins Boot – und da seid IHR gefordert, denn es geht um ***euren*** Körper! Wir Männer sind ja nicht stumpfsinnig oder etwa desinteressiert, wenn es um die Befindlichkeit der Frau geht, die wir lieben. Aber wir sind halt so gepolt, dass wir klare Informationen brauchen! Ein knurriges „nichts ist“ oder ein vages „mir geht´s nicht so toll“ hingeworfen zu bekommen, aber gleichzeitig mit Vorwürfen über mangelndes Verständnis überschüttet zu werden – damit, meine Damen, können wir Kerle nicht so gut umgehen! Mann braucht klare Ansage, was Frau will, braucht, sich wünscht. Ihr werdet sehen: Reden erleichtert eure Beziehung und euer gegenseitiges Vertrauen kann sich vertiefen.
Sagt euren Männern, sie sollen sich die Kinder schnappen, und scheucht alle aus dem Haus. Besinnt euch drauf, dass ihr nicht nur Mutter und Partnerin seid – das vergessen viele von euch. Ihr seid ja auch Freundin, Schwester, Schwägerin, Tochter, Tante, Kreative. Und vor allem seid ihr IHR. Deshalb: Sorgt für euch, was immer euch gut tut! Denn dann seid ihr entspannter, und das kommt wiederum uns und unserem Miteinander zugute!

▶ Und nun meine Tipps für dich, lieber Mit-Mann:

- Unbedingt dieses Büchlein lesen.
- Erste Erkenntnisse gewinnen: Frauen sind anders. Tatsächlich.
- Interesse zeigen, wie es ihr wirklich geht.
- Alle vier Wochen cool bleiben. Weiteratmen.
- Verinnerlichen: Das ist nicht wirklich sie – ihre Hormone knallen durch.
- Am Wichtigsten: Mund halten. Aufs Rechthaben verzichten. Keinesfalls diskutieren.
- Die Kunst entwickeln, einen halben Schritt beiseite zu treten.
- Sie ermuntern, sich nur noch um ihre Bedürfnisse zu kümmern.
- Sie entlasten. Mit den Kindern was unternehmen.
- Mit Fassung tragen, ihr nichts recht machen zu können.
- Wissen: Demnächst sind diese Tage vorbei. Zumindest für dieses Mal!

Zusammenfassung
Männer, arbeitet an eurem Verständnis – euren Frauen geht´s richtig dreckig!

ANNES TOP 10 BEI PMS & PMDS

Und nun bekommst du meine zehn Lieblings-Tipps, damit du die „Tage vor den Tagen" entspannter erlebst und sich deine Symptome regulieren. Ich habe in den letzten 20 Jahren eine Unzahl an Übungen und Anwendungen ausprobiert. Meine folgenden Favoriten gebe ich gern an dich weiter, da ich sie als sehr hilfreich empfinde und sie dein PMS ins Gleichgewicht bringen können.

Tipp 1: Führe ein PMS-Tagebuch

Nimm dir ein PMS-Tagebuch und schreibe hier Zyklustag-gemäß ein, wie du dich fühlst, welche Beschwerden du konkret hast. Das ist auch wichtig für deine Ärztin oder deinen Arzt! Achte auf deine Bedürfnisse und sage STOPP – jetzt bist DU dran! Dein Körper, deine Seele und auch dein Geist brauchen jetzt Zeit für sich. Nimm dir diese, horche in dich hinein und frage dich, was dir jetzt gut tut und auch, wonach du dich aktuell sehnst. Nicht wegrennen, nicht verdrängen – stattdessen in dich hineinlauschen und hinhören. Sei gut zu dir – ganz sanft! Das ist der 1. Schritt für eine Linderung deiner Probleme.

Tipp 2: Die Yoga-Morgen-Routine

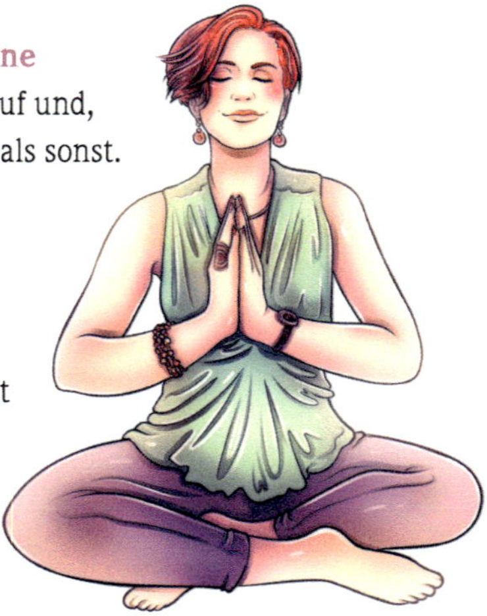

Stehe jeden Tag zur gleichen Zeit auf und, wenn du es schaffst, 15 Min. eher als sonst. In dieser Zeit ist jetzt Yoga dran. Nicht irgendein Yoga-Stil, sondern Hormon-Yoga, welcher deinen Körper dabei unterstützt, deine Hormone wieder ins Gleichgewicht zu bringen. Mit wenigen, dafür aber täglichen Übungen wirst du schnell merken, wie sich deine Stimmungsschwankungen und auch deine körperlichen Probleme regulieren und du bald wieder in der Balance bist.

Hormonyoga-Übungen findest du bei youtube, wenn du nach dem Begriff googelst. Außerdem ist es sinnvoll, einen passenden Kurs zu besuchen, um die Übungen in ihrer Gesamtwirkung zu verstehen und zu erlernen. Es gibt Beschwerden bei denen du Hormonyoga nicht anwenden solltest. Bitte informiere dich darüber!
Ich lege dir außerdem das Buch „Hormonyoga Übungsbuch von Dr. Claudia Turske ans Herz. Sie ist eine der erfahrensten Hormonyoga-Lehrerinnen im deutschen Raum und zeigt in ihrem Werk hilfreiche Übungen bei PMS und auch Wechseljahresbeschwerden. Passend zum Buch hat sie auch eine DVD veröffentlicht, welche du bei Amazon erhältst.
Hier kommst du zu ihrer Seite: www.lallaundvilasyoga.de

Tipp 3: Deine Ernährung

Achte darauf, was du isst – dein Säure-Basen-Haushalt sollte zumindest ausgewogen sein, idealerweise ernährst du dich basenüberschüssig. Im nächsten Kapitel gehen wir ausführlich auf den Zusammenhang von Heißhunger und PMS ein. Vermeide vor allem raffinierten Zucker. Gerade in der Zeit von PMS haben wir häufig große Heißhungerattacken und glauben, nur Schokolade und anderes Süßzeug könnten uns glücklich machen! Natürlich ist das auch alles mal in Ordnung, aber nicht 14 Tage lang!
Wenn du sehr gern Schokolade magst, dann besorge dir eine qualitativ hochwertige dunkle Sorte, da sie unseren Serotoninspiegel erhöht und unsere Stimmung hebt. Und ***wenn*** du Schokolade isst, dann verurteile dich nicht dafür – genieße sie ganz bewusst. Spüre dem sachten Schmelzen auf deiner Zunge nach, erfreue dich am Aroma…!

Süßigkeitsersatz sind z.B. Datteln, Mandelmus oder Mandelmilch. Reichere deine Speisen mit vielen frischen Kräutern an, das spart Salz, bringt deinen Stoffwechsel auf Touren und gibt den Gerichten das gewisse Extra! Wenn du den industriellen Zucker für eine Weile weglässt, hast du auch viel weniger Jieper und Heißhungerattacken – du fühlst dich leichter und vital!

Charlottes „Notfall-Shake"
bei stark erhöhtem Naschbedarf!

Herrlich schokoladig!

- 1 gut reife Banane
- einige getrocknete Datteln (ohne Kern!)
- 1 Apfel
- 1 Orange oder 2 Mandarinen
- 1 guter Schuss Sahne

Zutaten pürieren und dann

- 1 Esslöffel Kakao-Pulver (mindestens) *unterrühren*

Keine Angst vor Sahne: sie zählt zu den „guten" Fetten und ist basisch!

Variation: Walnuss- oder Haselnuss-Kerne
Kakao-Pulver: natürliches (schwach entölt)
Wenn möglich, besorge dir alle Zutaten in Bio-Qualität.

Warum Kakao? Natürlicher Kakao enthält im Gegensatz zu vorgefertigten Mischungen so gut wie keinen Zucker. Dafür aber u.a. Kalium, Magnesium, Vitamin E, wichtige Ballaststoffe und – Fanfare! – auch Serotonin und Dopamin, die eine stimmungsaufhellende Wirkung hervorrufen, das Wohlbefinden steigern und sogar bei Depressionen helfen können.

Das Trinken von viel Wasser (ohne Kohlensäure!) erwähnte ich schon. Gut ist auch viel Tee – am besten frisch zubereiteter Ingwertee. Ingwer hilft gegen verschiedene Arten von Menstruationsbeschwerden wie Unterleibskrämpfe und unregelmäßige Blutungen wie auch gegen etliche PMS-Symptome. Ingwer hilft, den Zyklus zu normalisieren und die Schwere der Menstruation zu verringern.

Tipp 4: Nahrungergänzungsmittel Calcium & Magnesium

Calcium hilft, den Hormonhaushalt in ein Gleichgewicht zu bringen und erleichtert dadurch die PMS-Symptome. Das Mineral Magnesium hilft wiederum, Heißhunger, Brustspannen, Blähungen und Migräne bzw. Kopfschmerzen während der Menstruation zu verringern. Beide Nährstoffe reduzieren außerdem Stress und lindern Krämpfe.

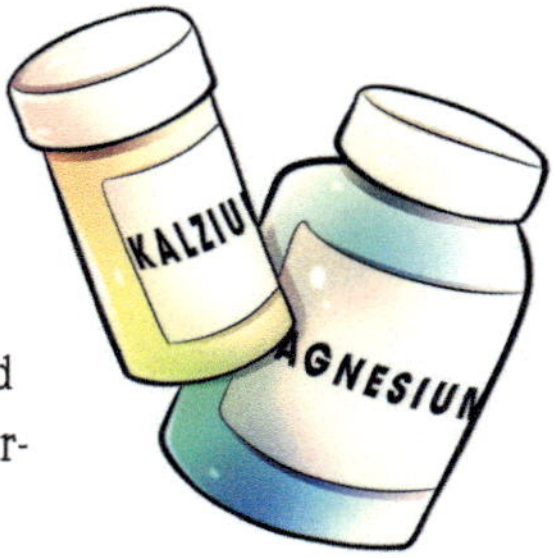

Tipp 5: Lichttherapie

Gerade bei Stimmungsschwankungen und Depressionen, die ja mit PMS sehr oft einhergehen, ist es wichtig, dass du ans Tageslicht gehst. Natürliches Licht ist für unseren gesamten Stoffwechsel sehr wichtig und maßgebend für deine Gefühlslage. Nutze dafür gleich den Morgen, auch wenn du eigentlich nicht raus musst. Geh auf deinen Balkon oder in den Garten und mache hier einen kleinen „Morgenspaziergang" mit tiefen Atemübungen.
Bitte gehe möglichst mehrmals täglich ans Tageslicht. Falls du im Büro arbeitest, kannst du vielleicht die Mittagspause dafür nutzen? Für die dunkle Jahreszeit kann man übrigens spezielle Tageslicht-Lampen kaufen.

Tipp 6: Kapalabhati - die Yoga Schnellatmung für mehr Sauerstoff und Energie

Diese Übung stärkt das Zwerchfell und die Atemhilfsmuskulatur. Sie wirkt aktivierend und führt zu einem klaren Kopf. Außerdem massiert sie unseren Bauch und reguliert die Hormondrüsen. Du kannst sie im Stehen, im Liegen und im Sitzen praktizieren. Sie eignet sich wunderbar, um Verbrauchtes (auch negative Gedanken) loszulassen. Praktiziere sie immer dann, wenn du merkst, dass du schlechte Laune bekommst oder sich deine Gedanken im Kreis drehen. Ich schwöre auf diese Atemübung. Während deiner Mens kann es sein, dass sie dir zu heftig ist. Dann atme in dieser Zeit eher ruhig und entspannt. Dennoch nutze immer deinen Atem, um bei dir anzukommen.

▶ Wenn du Asthmatikerin bist oder unter zu hohem Blutdruck leidest, solltest du die Übung nicht praktizieren bzw. vorher deinen Arzt fragen! Du findest die Übung auf meinem Youtube-Kanal unter: Anne Durmaz / Life & Businesscoach.

Tipp 7: Bade dich happy!

Baden macht glücklich, also mich zumindest! Falls du nicht so gern in die Wanne gehst, dann mache dir warme Fußbäder und eine Wärmflasche. Dies hat dieselbe Wirkung und wärmt deinen Körper, deine Muskeln und alle Zellen. Nimm schöne Badeöle, die dich wohlig stimmen. Ob Öl- oder Schaumbäder – sei kreativ! Natürlich sind basische Bäder das Beste, weil sie gleichzeitig entgiften. Schau, was dir lieber ist und dich so richtig entspannt.

Bleibe mindestens 20 Minuten in der Badewanne, mache dir eine schöne Musik an und stelle dir Kerzen auf. Diese Zeit ist nur für Dich und du kannst dich von Schmerzen, Sorgen und dem turbulenten Alltag „reinwaschen".

Kleine Badewannen-Meditation mit heilendem violetten Licht:

Schließe die Augen und genieße dich…

Atme ruhig ein und aus, wie Wellen auf und ab … ein und aus … auf und ab …

Lass den Atem sanft in dein Herz strömen und sich von hieraus überall in deinem Körper ausbreiten.

Konzentriere dich auf deinen Unterleib und spüre dort bewusst hin. >>

>> Lass die Wärme und ein violettes Licht dorthin fließen und mach alles geschmeidig...
Das geht ganz von allein – ganz sanft. Loslassen, was dir gerade zu viel ist.
Eintauchen in dein Glücksbad. Genießen, was ist – dieser Moment ...
Stell dir vor, wie das violette Licht deine Eierstöcke und deine Gebärmutter ganz freudig und liebevoll durchströmt.
Deine Eierstöcke lächeln und auch deine Gebärmutter lächelt dabei.
Ja, nun lächelst auch du!
Sage dir innerlich folgenden Satz: „Ich bin ganz Frau und heile meine Weiblichkeit – hier darf ich sein, wie ich wirklich bin.“
Dann komm langsam zurück in deinen „Raum“ und öffne wieder deine Augen.
Willkommen zurück in deiner Badewanne

Mehr Meditationen für Entspannung & Achtsamkeit und auch bei PMS findest du in meinem „ZEIT IST GOLD – Podcast, dem Podcast für Deine Auszeit“. Link: https://zeit-ist-gold.podigee.io/

Tipp 8: Ätherische Düfte, Raumsprays und Aura Soma

Sich mit den passenden Düften bzw. Ölen einzudecken, ist für die Zeit vom PMS und darüber hinaus eine sehr hilfreiche Sache! Düfte wirken positiv auf unser vegetatives Nervensystem und können uns je nach Gefühlslage entweder entspannen oder auch vitalisieren. Schau, auf welche Düfte du positiv reagierst und welche du magst.
Wichtig ist, dass die ätherischen Düfte biologisch und rein sind und keine chemischen Zusatzstoffe enthalten. Dann kannst du sie beispielsweise auch auf deinen Puls oder deinen Nacken, Schläfen oder deinen Bauch reiben.

Pfefferminze und Rosmarin zum Beispiel helfen bei Kopfschmerzen. Lavendel entspannt, Muskatellersalbei macht den Kopf frei und hilft uns wieder zu konzentrieren. Vanille macht glücklich und Rose stärkt unser Selbstbewusstsein… lass dich verzaubern von der Magie der Düfte!
Raumsprays sind eine schöne und schnelle Alternative – auch diese sollten unbedingt naturbelassene Inhaltsstoffe haben. Raumsprays eignen sich vor allem, wenn man in einem Büro arbeitet und keinen Diffuser aufstellen kann. Falls du mit deinen Düften die anderen störst, reibe dir ein paar Tropfen des Öls auf den Puls und schnuppere hin und wieder daran. So kannst du dich erden und auch in stressigen Momenten bei dir bleiben.

Ob ätherische Öle oder Raumsprays: Ich empfehle die Produkte von young living oder Primavera.

Aura Soma ist in jeder Hinsicht etwas ganz Besonderes – schon optisch! Jede der 115 Flaschen trägt ihre eigene Botschaft. Die Anwendung der zweiphasigen Öl-Wasser-Körperöle führen zu Ausgleich, innerer Harmonie und Wohlbefinden. Sie eignen sich auch für eine Entspannungsmassage. Wertvolle Inhaltsstoffe aus biodynamischem Anbau nähren und verwöhnen die Haut. Aura Soma ist eine Kombination aus Farb-, Aroma- und Edelsteintherapie.

Tipp 9: Heilpraktiker, TCM & Osteopathie

Ich möchte gern auch auf die vielen alternativen Heilverfahren hinweisen, die uns während unseres PMS positiv unterstützen. Was mich anbelangt, habe ich sowohl mit Homöopathie als auch mit Osteopathie sehr gute Erfahrungen gemacht. Auch die Pflanzenheilkunde kennt eine Menge natürlicher Substanzen, die uns in dieser Zeit bestens helfen können. Wohl eine der bekanntesten Pflanzen, die bei Frauenleiden empfohlen wird, ist Mönchpfeffer. Es gibt aber auch Frauen, die das Präparat nicht gut vertragen. Deshalb ist wichtig, dass du dich mit Fachleuten austauschst und nicht einfach unverdrossen

Produkte ausprobierst. Wenn vor deiner Monatsblutung Beschwerden auftreten und du vermutest, es könne PMS sein, dann ist es sinnvoll, zunächst die Symptome von Fachleuten abklären zu lassen. Lass dich beraten, welche Möglichkeiten der alternativen Behandlung es gibt. Wir arbeiten mit verschiedenen Heilpraktikern und Osteopathen zusammen – am Ende des Buches findest du Hinweise auf einige Kontaktdaten. Wenn du unsicher bist, kannst du mir auch gern eine E-Mail senden: info@durmaz-coaching.de

Tipp 10: Sprich darüber!

Zu guter Letzt empfehle ich dir, das Thema PMS auf jeden Fall mit deinem Partner und auch deinen Kindern zu besprechen. Es ist so wichtig, dass alle darüber Bescheid wissen und du dich mit deiner Familie, vielleicht sogar in deinem engsten Kolleginnenkreis darüber austauschst. PMS ist keine Krankheit, sondern eine hormonelle Störung, die uns im Leben ganz schön beeinträchtigen kann. Warum manche Frauen davon betroffen sind und andere nicht, hat die Medizin bisher nicht herausfinden können. Sei also ehrlich mit deinen Liebsten und weihe sie in deine Symptome ein.
Erkläre ihnen, wie alles zusammenhängt und äußere unbedingt deine Bedürfnisse an den Tagen vor den Tagen.
Es wird leichter für dich und auch die anderen, wenn alle darüber Bescheid wissen und sie dir auch Dinge abnehmen können. Trau dich in dieser Zeit öfter mal NEIN zu sagen und zu dir zu stehen! Es geht um dich, deinen Zyklus und deine Weiblichkeit. Der Mann/Partner, der dich liebt, sollte dafür Verständnis haben – und vielleicht hilft ihm ja die Lektüre dieses Ratgebers, welches zu entwickeln.

Ich wünsche dir von Herzen, dass du mit diesen Übungen und Anwendungen dein PMS besser in den Griff bekommst. Wenn du noch einzelne Fragen dazu hast, dann schreibe mir gern oder komm zum Austauschen in unsere PMS Facebook-Gruppe – wie gesagt, sie heißt wie dieses Büchlein!

DEN HEIẞHUNGER FÜTTERN, ABER RICHTIG!

Ein heftiges Symptom des PMS ist Heißhunger, oftmals auf etwas Süßes. Dem zu folgen, kann von einer kleinen Nascherei zwischendurch bis zu unkontrollierbaren Fressattacken reichen. Bei diesem monströsen Heißhunger handelt es sich weder um eine Charakterschwäche, mangelnde Disziplin oder ein zu freundschaftliches Verhältnis mit dem berühmten inneren Schweinehund, sondern um ein vollkommen aus dem Blick geratenes, elementares Bedürfnis des Organismus.

Beim Mann ist der pH-Wert des Blutes konstant – bei der Frau gibt es zyklusabhängige Schwankungen: In der Zeit vor der Menstruation

sinkt der pH-Wert, heißt, das Blut der Frau wird zunehmend sauer. Mit Beginn der Menstruation steigt der pH-Wert an, das Blut wird basischer. Direkt nach der Regelblutung hat es den basischsten Wert, um von da an wiederum saurer zu werden bis zur absoluten Säurespitze vor der nächsten Periode. Natürlicherweise liegt der pH-Wert des weiblichen Blutes bei 7,37 bis 7,45. Im Gewebe ist er mit bis zu 7,7 pH etwas alkalischer. Jedoch haben heutzutage in unseren Breiten die meisten Frauen einen reduzierten pH-Wert – er geht in die saure Richtung. Wie kommt es dazu?

Wir leben in einer Industrie-Nation und feiern den Fortschritt. Doch mit der Industrialisierung veränderten sich die Lebensgewohnheiten in unserer Gesellschaft radikal. Die vorindustrielle Ernährung war basenüberschüssig durch eine vorwiegend fleischarme Lebensweise – man erinnere sich an den Sonntagsbraten! – mit frischen und natürlichen Lebensmitteln. Heute aber nehmen wir überwiegend denaturierte Kost zu uns: Halb-/Fertigprodukte und Konserven, damit's schön schnell geht beim Kochen, viel Fleisch und Wurst, Milchprodukte, sogenannte „Genussmittel“ wie Kaffee, Schwarztee, Limonade und Alkohol. All diese Nahrungsmittel wirken ausnahmslos heftig säurebildend und sind alles andere als gesund oder gar „notwendig“, was Fleisch- und Milch-Lobby werbewirksam von sich geben.

Doch nicht nur unsere moderne Ernährung setzt dem bereits übersäuerten Körper zu – ständiger Druck und Sinnverlust bei der Arbeit lassen den Stress-Pegel steigen, sogar die Freizeit wird immer anspruchsvoller. Bei Stress wird im Körper Säure erzeugt wird (der Volksmund sagt ja äußerst treffend „ich bin sauer“!), diese kommt zur nahrungsbedingten Säure-Aufnahme hinzu. Bei der Körperpflege sieht es nicht besser aus: Deodorants mit Schwer- oder Leichtmetallen (Vorsicht vor Aluminium!!) verschließen die Poren. Gängige Pflegeprodukte mit ganz und gar nicht nur „pflegenden“ Inhaltsstoffen bilden einen Film auf der Haut, der das Ausscheiden von Säure erschwert oder gar verhindert. Überwiegend sitzende Tätigkeiten wirken der natürlichen Säureausscheidung ebenfalls entgegen, die durch Bewegung bzw. Schwitzen erfolgen könnte. All dies verursacht einen weiteren Anstieg des Säure-Levels im Körper. Bedeutet zusammengefasst: mehr Säurezufuhr von außen, mehr Säureproduktion von innen, weniger Säureausscheidung nach außen – macht, dass der pH-Wert der meisten Menschen in den sauren Bereich abrutscht. Kurz: Wir „übersäuern“!

Langfristige Übersäuerung kann sich in einem breiten Spektrum von Symptomen und Krankheiten zeigen. Ein dauerhaft hoher Säure-Pegel ist Mit-/Ursache von Asthma, Migräne, Neurodermitis, Rheuma, Cellulitis und vielem mehr – der horrende Anstieg unserer „Zivilisationskrankheiten“ spricht Bände. Doch was unser Thema anbelangt, so verursacht oder verstärkt ein anhaltend zu niedriger pH-Wert Probleme und gesundheitliche Störungen in Bezug auf den weiblichen Zyklus: Übersäuerung spielt eine klare Rolle bei PMS, Unterleibskrämpfen und Dysmenorrhoe. Außerdem kann es bereits ab Mitte 30 erste Anzeichen von Menopausen-Symptomen geben. Diese unnatürlich früh eintretenden, so genannten vorzeitigen Wechseljahre sind oft (mit-)verursacht durch Übersäuerung. In der Menopause leisten überhöhte Säurewerte ihren Beitrag zu den bekannten Symptomen, z.B. Hitzewallungen, starkes Schwitzen, Unwohlsein und Stimmungsschwankungen.

Blut und Gewebe sind sehr empfindlich auf bestimmte pH-Werte festgelegt. Deshalb gibt es im Körper ein vielschichtiges Puffersystem, damit Gewebe und Organe nicht geschädigt werden. Ist eine Frau jedoch bereits übersäuert, hat sie diese Schutzzone schon mehr oder weniger verlassen – der Säure-Basen-Haushalt ihres Körpers ist aus dem Gleichgewicht geraten. Sinkt nun aufgrund der Hormonumstellung vor der Periode der pH-Wert ihres Blutes weiter, so verstärkt dies die bereits existierende Übersäuerung. Der Körper will regulierend eingreifen, muss sich also unbedingt etwas einfallen lassen. Und was tut er, liebe Leserin? Du ahnst es bereits: Er signalisiert ***Heißhunger!*** Diese Botschaft ist ein Alarmschrei: Der Körper der Frau sendet in den Tagen vor der Regelblutung die dringende Bitte um basische Nahrung, um den hormonellen Säureanstieg auszugleichen. Denn durch die bereits bestehende Übersäuerung ist er an seine Grenzen gestoßen.

Nun wird es spannend! Denn Tausende von Jahren lang hieß „Essen“, Basisches zu sich zu nehmen, z.B. Obst, Honig, Zuckerrohr, süße Säfte – durch die natürlich enthaltene Glukose schmecken sie süß. Doch aufgrund der Entfremdung von der Natur verdreht sich dieser ausgeklügelte Code längst ins Gegenteil. Anstelle des süßen basenüberschüssigen Obstes isst frau die süßen säureüberschüssigen Industrie-Produkte wie Schokolade, Eiscreme, Kuchen und Kekse. Bei Jieper auf Salziges gibt es eine nette Fertigpizza, Salzstangen, eine Tüte Chips. Früher hätten Frauen bei Hunger auf Bitteres entsprechende Kräuter verspeist und ihrem bedürftigen Körper damit eine ordentliche Menge der benötigten Basen zugeführt. Stattdessen gibt es heute bittere (Billig-)Schokolade, Kaffee etc. Saure Äpfel oder Sauerkirschen sind out – stattdessen mampfen wir plastikartige Gelee-Sticks, garniert mit chemischer Zitronensäure, oder eingelegte Gurken, dank ihrer Inhaltsstoffe ebenfalls extrem säureüberschüssig. Und Nudeln machen leider, ebenso wie Schokolade, nur die PMS-gebeutelte Seele glücklich, den Körper aber einfach nur noch saurer. Betrüblich, aber wahr!

Die Naschereien, nach denen es uns vor allem zu PMS-Zeiten so heftig verlangt, bestehen heute überwiegend aus raffiniertem Zucker (brauner oder Rohrzucker ist übrigens nicht weniger schädlich als der weiße!), aus gehärteten Fetten, Auszugsmehlen, Aroma-, Konservierungs-, Schaum-, Farb- und Füllstoffen, Glutamat oder anderen Geschmacksverstärkern, diversen Regulatoren, Pestizid-Rückständen und vielem mehr. Diese fragwürdigen Leckereien spülen wir mit Kaffee, schwarzem Tee oder einem Gläschen Alkohol herunter. Diese Stoffe haben alle eins gemeinsam: sie bestehen meist hochgradig, manchmal sogar ausschließlich aus Säuren.

Ergo: Der Körper, der sich bereits im Säurestress befindet und das Notsignal sendet, bekommt als Antwort eine Riesenladung Säure! Statt des dringend benötigten Ausgleichs nimmt die heißhungrige Frau genau das zu sich, was ihr Körper unter allen Umständen meiden und ausscheiden will: noch mehr Säure!

Um PMS gezielt entgegenzuwirken, ist ein wichtiger Schritt, mit basenüberschüssiger Ernährung für einen gesunden Säure-Basen-Haushalt zu sorgen. Klingt kompliziert, ist aber einfacher, als oftmals gedacht.

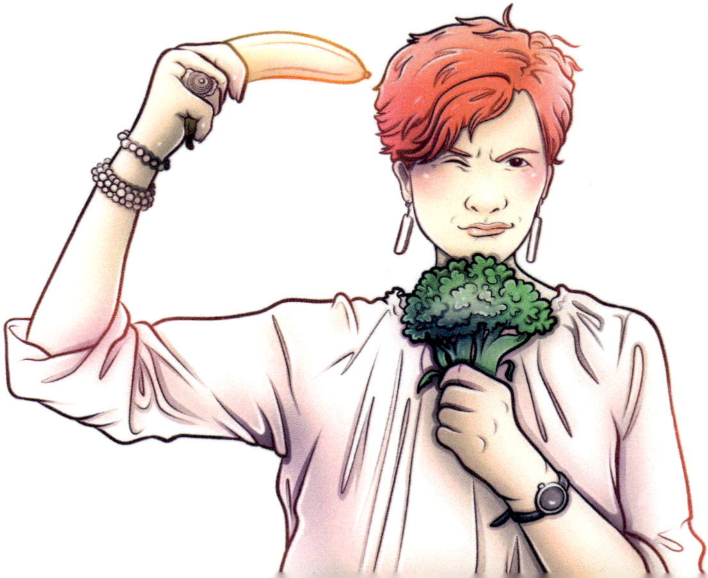

Industriell produzierte „Lebensmittel“ sind so weit wie möglich zu meiden, stattdessen so viel wie möglich naturbelassene Lebensmittel essen. Das bedeutet eine Umstellung auf regionale, biologische, saisonale und frische Kost. Dadurch bekommt der Körper ein Höchstmaß an Basen und kann sich langsam von der Übersäuerung erholen. Damit können sich gesundheitliche Probleme, die durch den Säureüberschuss im Körper mit-/verursacht wurden, wieder rückbilden.

Als einfache Faustregel gilt: Obst, Gemüse und Kartoffeln sind basisch. Fleisch, Fisch und *sämtliche* Milchprodukte (außer Butter, Ghee und Sahne) sind sauer, auch der viel propagierte Joghurt. Jegliches Getreide säuert ebenfalls, auch als Vollkornvariante – eine Ausnahme ist z.B. Qinoa. Zur genaueren Information für den Alltag gibt es Tabellen mit genauen Basen- und Säurewerten.

Basisches Baden

Neben einer überwiegend basischen Ernährung helfen basische Bäder, und zwar sowohl bei der kurz- wie auch langfristigen Entsäuerung. Entsprechende Badezusätze bekommst du in deinem Bio-Markt, im Reformhaus oder natürlich via Internet.

Bei PMS-Problemen ist es besonders hilfreich, ein paar Tage vor dem Einsetzen des PMS ein basisches Bad zu nehmen. So wird das zyklusabhängige Absinken des pH-Wertes, der auf seinen sauren Höhe-, besser gesagt Tiefpunkt vor der Menstruation zusteuert, im Vorfeld abgeflacht. Dadurch können PMS- und weitere Symptome gemildert oder sogar ganz vermieden werden. Der Zeitpunkt dafür kann von Frau zu Frau unterschiedlich sein – bei manchen Frauen beginnt das PMS, wie schon öfter gesagt, mit dem Eisprung, also ca. 14 Tage vor der Regelblutung. Bei anderen Frauen meldet sich das prämenstruelle Syndrom auch erst ein oder zwei Tage vor Einsetzen der Periode. Spätestens mit dem Eintreten der Beschwerden ist ein Basenbad empfehlenswert – ideal wäre es bereits vor Eintreten der ersten Symptome.

Gönnt sich die Frau ein Basenbad, wenn die Symptome bereits eingesetzt haben, reduzieren sich die Beschwerden während der Zeit in der Wanne. In manchen Fällen verschwinden sie sogar völlig. Vor allem zu Beginn einer konsequenten Entsäuerung kann es nötig sein, in den Tagen des potenziellen Säure-Maximums, also direkt vor Einsetzen der Menstruation, an zwei oder drei aufeinander folgenden Tagen basisch zu baden, am besten mindestens eine Stunde lang. Nach der Gewöhnung an das Basenbad kann dies auch auf mehrere Stunden ausgedehnt werden, was den Entsäuerungsprozess intensiviert.
Bei sehr heftiger Symptomatik und bereits stark fortgeschrittener Übersäuerung dauert es manchmal Monate oder noch länger, bis mit dem Basenbad Werte erreicht sind, die die Symptome vollkommen verschwinden lassen. Doch eine kurzfristige Besserung zeigt sich oft schon mit den ersten Bädern. Es liegt auf der Hand, dass eine Kombination von basenüberschüssiger Ernährung und Basenbädern die Entsäuerung des Organismus und das Verschwinden der Beschwerden am effektivsten, schnellsten und nachhaltigsten bewirkt.

Ein Sinn-volles und Stress-armes Leben, natürliche Pflegeprodukte, ein ausreichendes Maß an Sport und Bewegung sowie ausgewogene Ernährung sind die Grundlage für ein gesundes Leben. Wir alle sind gefordert, die Zusammenhänge zu (er-)kennen und Körper, Geist und Seele zu geben, was sie brauchen!

PMS – KÖRPERBOTSCHAFT DER SEELE?

Körper, Geist und Seele bilden eine untrennbare Einheit. Wenn eine ihrer Ebenen Beachtung braucht, diese aber nicht bekommt, meldet sie ihre Ansprüche über eine andere Ebene an. Auf diese Weise entstehen die so genannten psychosomatischen Erkrankungen: Die Seele bräuchte Beachtung, erhält sie aber nicht. Also delegiert sie ihr Problem an den Körper weiter und der drückt es auf seine Art aus. Es ist eine Kunst, herauszubekommen, wer da gerade Aufmerksamkeit braucht: Ist es wirklich der Körper? Oder führt er einen Auftrag aus, der von einer anderen Ebene kommt? Dazu bedarf es des Verständnisses des Krankheitsbildes PMS und des Wissens darum, wie die drei Ebenen miteinander kommunizieren.

Gesund ist ein Mensch dann, wenn er die Bedürfnisse von Körper, Geist und Seele lebt. Der Mensch führt quasi einen inneren Dialog, nimmt wahr, was er braucht, und gleicht ab, was machbar ist. Je öfter es ihm möglich ist, seinen Bedürfnissen zu folgen, desto gesünder ist er. Das ist aber gar nicht so einfach, denn wir leben in einer hochmodernen Gesellschaft, die massive Anforderungen an uns stellt und der es egal ist, was unsere Seele, unser Körper oder Geist gerade will und benötigt.

> Damit ich gesund leben kann, bedarf es zunächst meiner klaren Entscheidung, wer die Herrin in meinem Haus sein soll: Ich selber mit meinem Wunsch nach Gesundheit – oder die von außen an mich herangetragenen Anforderungen aus Beziehung, Familie, Arbeitgeber, Gesellschaft!

Aber auch heute haben wir deutlich mehr Möglichkeiten, als wir glauben – und nutzen! Wir sollten entscheiden, was für uns wirklich wichtig ist, ohne dabei die anderen aus den Augen zu verlieren. Denn: PMS ist oftmals ein Hilferuf der Seele mit eindeutigen körperlichen Folgen.

Alles, was lebt, also auch der Mensch, lebt immer auch einen Rhythmus. Tag und Nacht, Ebbe und Flut, Aktivität und Ruhe, Sattsein und Hunger wechseln sich ganz natürlich ab. Der zusätzliche Rhythmus der Frau ist die Möglichkeit, Leben zu schenken. Etwa alle vier Wochen leistet der weibliche Körper Einzigartiges: Er stellt abwechselnd in einem der Eierstöcke eine empfängnisbereite Eizelle und in ihrer Gebärmutter ein kuscheliges Nest zur Verfügung, falls die Eizelle auf ihrem Weg dorthin befruchtet wird. Dieses Zusammenspiel wird von einem hauchfein aufeinander abgestimmten System von Hormonen bewirkt – sie hören sehr genau aufeinander und reagieren entsprechend.

Von der Eizelle kommt also entweder die Information: „Ich bin befruchtet worden und auf dem Weg in die Gebärmutter. Macht schon mal alles bereit für meine Ankunft!" In diesem Fall wird vom Gelbkörper jetzt sehr viel Progesteron produziert, welches u.a. den neu entstehenden Menschen während der ersten drei Schwangerschaftsmonate ernährt. Lautet die Info jedoch: „Ich wurde nicht befruchtet, wir brauchen in der Gebärmutter eine ...Schadensbegrenzung!" kümmert sich das Gelbkörperhormon darum, dass die durch Östrogen aufgebaute Gebärmutterschleimhaut jetzt umgebaut wird. Dann bildet sich der Gelbkörper zurück und der Progesteron-Spiegel fällt ab. Frau bekommt eine Regelblutung.
Kurz gesagt: Der weibliche Körper erbringt eine Höchstleistung und zwar im Sinne von

- in den Startlöchern stehen, falls die Eizelle befruchtet worden ist – er konzentriert sich um den Eisprung sehr genau auf diese Aufgabe!
- einer Aufräumaktion, damit das Material, welches nicht zum Nestaufbau gebraucht wurde, abgestoßen wird und nicht in der Gebärmutter verbleibt – dort würde es nämlich Entzündungen und Blutungsstörungen hervorrufen
- wir Frauen bei dieser Maßnahme möglichst wenig Blut verlieren
- in der Gebärmutter eine neue Schleimhaut-Schicht aufgebaut wird für den nächsten Zyklus

Wurde die bereitgestellte Eizelle nicht befruchtet, baut sich die Gebärmutterschleimhaut um, der Progesteron-Spiegel fällt danach ab, die Gebärmuttermuskulatur zieht sich zusammen und die oberste Schicht der Gebärmutterschleimhaut wird abgestoßen: Frau bekommt eine Regelblutung. Wir spüren dieses Zusammenziehen mitunter als krampfartigen Schmerz. Die Natur hat das bewusst so eingerichtet, denn durch dieses Zusammenziehen der Gebärmuttermuskulatur findet die Blutstillung an der Oberfläche der Gebärmutterschleimhaut statt. Frauen registrieren das erfolgreiche Verschließen der Adern als Ende ihrer Regelblutung. Selbst bei guter Gesundheit sind diese Vorgänge für uns Frauen anstrengend.
Manche von uns spüren dies nicht. Ihr Körper kommt mit allen Abläufen gut klar, ohne eine Extrapause zu brauchen – vielleicht, weil diese Frauen sich nicht ständig überfordern und in einem gesunden Gleichgewicht von Anspannung und Entspannung leben. Andere spüren diese Anstrengung und stellen sich darauf ein, doch sehr viele Frauen übergehen sie. Und das rächt sich!

Wenn Körper, Geist oder Seele aus dem Gleichgewicht geraten sind, kann der Körper seine – schon unter normalen Bedingungen anstrengende - rhythmische Arbeit nicht mehr leisten und reagiert mit PMS. Die Kunst, das individuelle sprich eigene (!) PMS zu verstehen, besteht darin, zu erkennen, auf welcher Ebene etwas aus dem Gleichgewicht geraten ist. Meistens können wir bzw. die Mediziner nur die Körperebene lesen und meinen dann, wir hätten ein körperliches Problem. Das ist aber falsch, denn PMS

- kann körperliche Ursachen haben
- kann aber auch ein unerkanntes seelisches Problem sein mit dem gleichen körperlichen Ausdruck, wie es das Körperproblem hat
- kann auch ein Problem des Geistes sein mit dem gleichen körperlichen Ausdruck, wie es das Körperproblem hat

Es gilt also herauszufinden, auf welcher Ebene der Körper aus dem Gleichgewicht geraten ist und mit PMS oder sogar mit PMDS reagiert.

Findet man selber keine Antwort darauf, sucht man folgerichtig Hilfe bei einer Frauenärztin, einem Frauenarzt. Sie oder er klärt meist die Signale des Körpers ab und arbeitet dann auf dieser Ebene. Das ist zwar wichtig und richtig, aber es greift zu kurz! Damit du dein PMS loswerden kannst, musst du verstehen, warum dein Körper mit PMS reagiert, aus welchem Grund er aus dem Gleichgewicht geraten ist, welchen Hilferuf aus deinem Inneren (!) du überhörst.

Viele FrauenärztInnen fühlen sich für diese wichtige Aufgabe nicht mehr zuständig. Gleichzeitig schafft unser Gesundheitssystem die Rahmenbedingungen, dass sich dies so schnell nicht ändern kann. Daher gibt es nur zwei Möglichkeiten:

- du schimpfst auf deine/n Ärztin/Arzt und leidest weiter an PMS
- du erklärst deine Gesundheit zur Chefsache und suchst dir kompetente Hilfe, um die Kommunikation mit deinem Inneren zu verbessern und die Sprache deines Körpers zu verstehen

PMS ist eine absolut individuelle Erkrankung, daher gibt es auch kein Patentrezept oder Allheilmittel. Jede betroffene Frau sollte – mit fachlicher Begleitung – danach fahnden, welches Bedürfnis von Körper, Geist oder Seele sie überhört, so dass sich ihr Körper jetzt durch PMS Gehör verschafft. Der erste Ansatz zur Heilung ist, das Problem – den Hilferuf des eigenen Körpers – verstehen zu lernen und die äußeren Umstände entsprechend zu verbessern. Es gilt, seinem Körper den Raum zu schaffen, sich selbst zu helfen und wieder ins Gleichgewicht zu kommen. Zudem gibt es gute pflanzliche Unterstützung, die Kommunikation zwischen Östrogen und Progesteron zu verbessern. Und manchmal braucht eine Frau tatsächlich auch eine gut ausgewählte Hormontherapie.

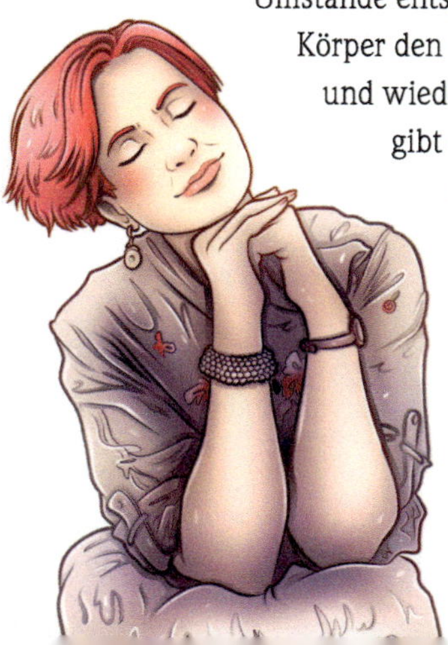

Abschließend ein Plädoyer für den Rhythmus vom gesunden ***Nehmen*** und ***Geben!*** Bei PMS geht es um die Annahme der Polarität „Stirb und werde“. Es gilt, allmonatlich auf den eigenen Bio-Rhythmus zu achten – anstelle von Durchhalten ist bewusstes Loslassen und Hingeben angesagt. Doch unsere Leistungsgesellschaft verlangt das Gegenteil: Wir haben quasi ständig präsent, gut drauf, pickel- und faltenfrei, arbeitsfähig und leistungsstark zu sein. Die Verbindung zum eigenen Sein geht Frauen seit langem verloren und genau hier ist, wie schon gesagt, der Schlüssel. Viele Frauen können gar nicht mehr in Ruhe sitzen und einfach nur einen Tee trinken, eine Atemübung oder gar stille Meditation machen. Die innere Ruhe fehlt, es gibt keine Anreize mehr von außen, frau wird kribbelig und flieht wieder in die Aktivität. Höchst Interessantes ergab eine breit angelegte Studie zur ***medikamentenfreien*** Behandlung von Frauen, die an Dysmenorrhoe, schmerzhafter Menstruation, litten: Sie wurden ins Bett gepackt und bekamen außer einer Wärmflasche nichts als Ruhe. Und siehe da: Mit ihr kam die Genesung! Als Frau sich den Rückzug ***nehmen*** und dann neue Energie ***geben*** – das ist der gesunde Rhythmus, den es wiederzufinden und zu leben gilt.

Werde selbst-bewusst! Lebe selbst-gerecht!

Einige Fragen zum Reflektieren:
Kannst du etwas wie Bewunderung oder sogar Dankbarkeit spüren für all das, was so ganz selbstverständlich in deinem Körper abläuft?
Bist du aus tiefstem Herzen gern Frau? Oder würdest du gern, wie so viele, im nächsten Leben lieber als Mann wiederkommen?
Fühlst du dich in deiner Beziehung geliebt mit allem, was dich ausmacht? „Darfst“ du ganz du selbst sein?
Was nährt dich? Inwieweit spürst, achtest und lebst du deine wahren Bedürfnisse? Deine Sexualität?
Und das Thema „Beruf/ung“ – folgst du deinem inneren Ruf?

ÜBER DIE BUCH-MACHERINNEN

Anne Durmaz – hatte die Idee & ist die Herausgeberin
Ich bin Berlinerin und lebe mit meiner Familie seit 13 Jahren in der Landeshauptstadt Potsdam.
Seit 2010 betreibe ich meine Medienagentur AnnTrieb.
Außerdem schlägt mein Herz für Yoga, Spiritualität und das Begleiten von Frauen in ihren Veränderungsprozessen.
Ich mag es, wenn Prozesse angeschoben werden und sich Neues entwickeln kann. Sei es auf persönlicher oder beruflicher Ebene.
Als Dipl. Systemischer Coach und Mentraltrainerin gebe ich gern den 1. Impuls für positive Veränderung. Alles andere geschieht meist von selbst, wenn wir uns auf das Wunder Leben einlassen und unser Bewusstsein öffnen. Ein achtsames Hinschauen und Hinhören, wie es unserer Seele geht, sind hierfür unabdingbar.
Nur so ist auch das leidige Thema PMS in den Griff zu bekommen.
Mehr zu meiner Arbeit erfährst du hier:
www.perspektivenwechsel.coach
oder komm in unsere Facebook-Gruppe „PMS - Ich liebe Dich“.

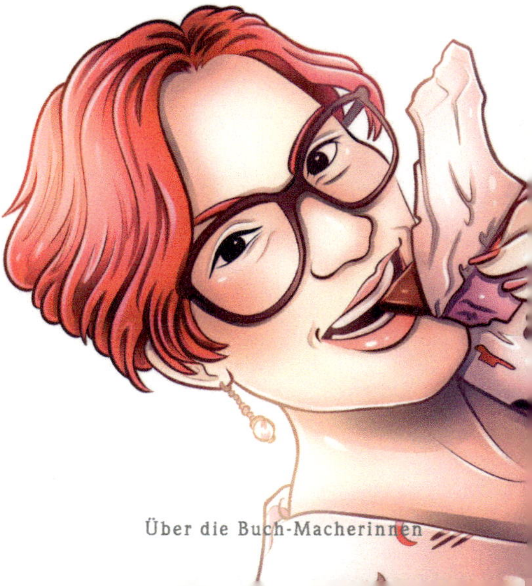

Charlotte Münch – die Schreiberin

Ich stamme aus dem vornamensgleichen Berliner Bezirk und lebe irgendwo in der Nähe von Bremen.
Unter anderem bin ich Fachtherapeutin für Psychoonkologie und Psychosomatik.
Als EntgrenzungsCoach und Soul Business Mentorin begleite ich Frauen, ihren innewohnenden Mut zu entfesseln und zurück in ihre ureigene Kraft zu finden, damit sie ihrem Seelenruf folgen und endlich ihre 100.000 PS auf die Straße bringen können.
Am liebsten schreibe ich.
2010 erschien mein Buch „Zur Quelle des Propheten“ über den Dichter Khalil Gibran, 2017 eine Auswahl meiner Texte aus dem bunten Leben daselbst in „Ein- bis Zweisamkeit – Gefühlsgedanken, Wutworte & Mutmachereien“.
Sehr gern bewörtere ich Sachthemen, was sich unter anderem in Fachartikeln, auf Websites oder hier in diesem netten Ratgeber zeigt.
Zum Auftanken makrofotografiere ich in Wald, Flur, Moor und an der Küste. Die Natur ist mein Tempel, daher engagiere ich mich als Lebensraumhüterin für Fauna und Flora.
Näheres zu mir findest du auf www.prachtweib.company und www.brennpunkt-seele.de.

DANKSAGUNG

Keinesfalls möchten wir die wertvolle Unterstützung unerwähnt lassen, die uns bei der Erstellung dieses Ratgebers zuteilwurde!

Ohne dich, lieber Dirk, würde es dieses Büchlein nicht geben – mit einem deiner berechtigten Stoßseufzer gabst du den entscheidenden Impuls dazu. Du bist der Initiator! Dafür, wie auch für deinen offenherzigen Beitrag, von Herzen Dank!

Unser besonderer Dank geht an Verena Rosar für das Kapitel „Tanz der Hormone – Östrogen, Progesteron & Co.“
Sie ist Heilpraktikerin mit dem Schwerpunkt Frauengesundheit: Alle Themen, die ein Frauenleben betreffen können, bestimmen ihre Arbeit. Näheres unter: www.frauennaturheilkunde.de!

Außerdem danken wir Frau Dr. Andrea-Maria Schmitz sehr herzlich für ihren Beitrag im Kapitel „PMS als Botschaft der Seele“. Frau Dr. Schmitz ist Fachärztin für Frauenheilkunde und Geburtshilfe sowie Gestalttherapeutin. Als Ganzheitsmedizinerin zieht sie für uns einen roten Faden zwischen den Hormonen und ihren Auswirkungen auf Körper, Geist und Seele.

Frederike Weissmann begeisterte uns mit ihren entzückenden Illustrationen, die sie mit leichtem Händchen zu Papier bringt – auch ihr gebührt unser dicker Dank!
Mehr zu ihrer Arbeit gibt es hier: www.frederike-weissmann.de

Für Layout und Design danken wir Grit May Wolff vielmals, auch für ihre Geduld mit uns! Wofür auch immer Gestaltungsbedarf auftaucht: Grit ist Grafik-, Produkt-, Corporate- und Ausstellungsdesignerin. Viel Herzblut steckt sie in handschriftliche Kalligrafie.
Zu finden ist sie unter: www.kittyfix.de.

LITERATUR-EMPFEHLUNGEN

Dr. Claudia Turske Hormonyoga Übungsbuch & DVD/Amazon
www. parapara-yogaakademie.de

Dinah Rodrigues Hormon-Yoga/Schirner Verlag

Dr. med. Christiane Northrup Frauenkörper Frauenweisheit – Wie Frauen ihre ursprüngliche Fähigkeit zur Selbstheilung wiederentdecken können/Goldmann Verlag

John R. Lee Natürliches Progesteron – Ein bemerkenswertes Hormon /AKSE Verlag

Anna Rushton/Shirley Bond Natürliches Progesteron – Der alternative Weg bei PMS und Hormonproblemen/Goldmann Verlag

Gabriele Pröll Die „glückliche" Gebärmutter – Innere Bilder: selbstheilende Kraft bei Unterbauchbeschwerden/Diametric-Verlag

BEZUGSQUELLEN

Entspannungsübungen & Meditationen
für Deine Auszeit im ZEIT IST GOLD – Podcast
https://zeit-ist-gold.podigee.io/

Aromaöle www.primaveralife.com, www.youngliving.com

Aura Soma Deutschland www.aurasoma.de

IDEE FÜR DEINEN PMS-KALENDER

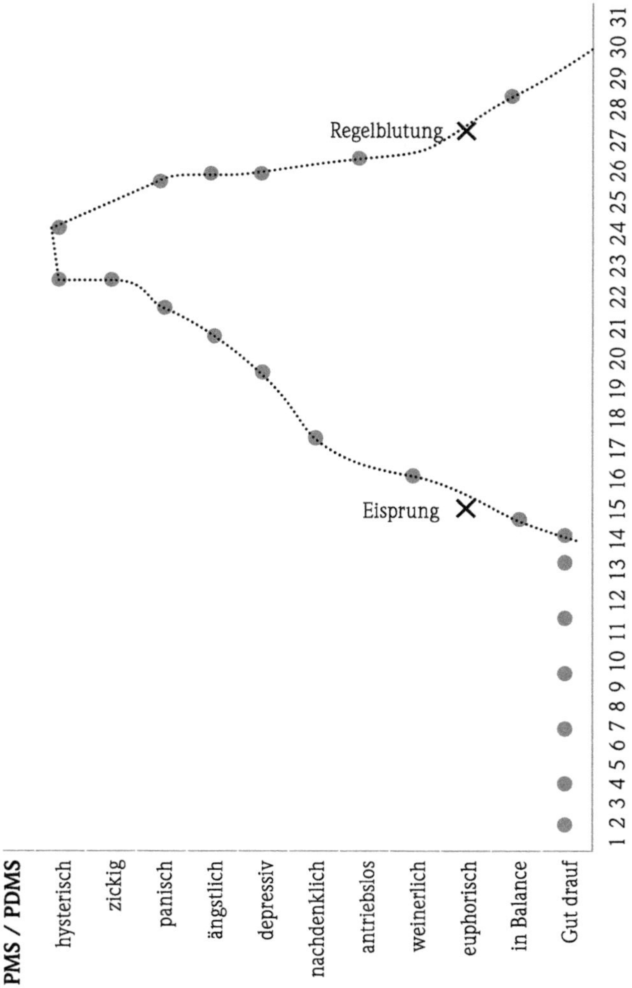

So kannst du deinen PMS-Verlauf dokumentieren. Trage unbedingt auch den Tag des Eisprunges und die Tage der Regelblutung ein, um dir einen Überblick deiner Gefühlslage zu verschaffen.
Wir empfehlen dir, den PMS-Kalender mehrere Monate zu führen.

PLATZ FÜR DEINE GEDANKEN

Druck:
Customized Business Services GmbH
im Auftrag der KNV-Gruppe
Ferdinand-Jühlke-Str. 7
99095 Erfurt